藏在饮食里的
养生智慧

药食同源疗百疾

玄婷蓓　著

U0278262

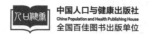

中国人口与健康出版社
China Population and Health Publishing House
全国百佳图书出版单位

图书在版编目（CIP）数据

藏在饮食里的养生智慧：药食同源疗百疾 / 玄婷蓓
著 . -- 北京：中国人口与健康出版社，2025. 3.
ISBN 978-7-5238-0052-2

Ⅰ . R247.1

中国国家版本馆 CIP 数据核字第 2024MW3118 号

藏在饮食里的养生智慧：药食同源疗百疾

CANG ZAI YINSHI LI DE YANGSHENG ZHIHUI: YAOSHI TONGYUAN LIAO BAIJI

玄婷蓓　著

责 任 编 辑	张宏君
责 任 设 计	侯　铮
责 任 印 制	王艳如　任伟英
出 版 发 行	中国人口与健康出版社
印　　　刷	固安兰星球彩色印刷有限公司
开　　　本	710 毫米 ×1000 毫米　1/16
印　　　张	13.5
字　　　数	190 千字
版　　　次	2025 年 3 月第 1 版
印　　　次	2025 年 3 月第 1 次印刷
书　　　号	ISBN 978-7-5238-0052-2
定　　　价	58.00 元

微 信 ID	中国人口与健康出版社
图 书 订 购	中国人口与健康出版社天猫旗舰店
新 浪 微 博	@ 中国人口与健康出版社
电 子 信 箱	rkcbs@126.com
总编室电话	（010）83519392　　发行部电话　（010）83557247
办公室电话	（010）83519400　　网销部电话　（010）83530809
传　　　真	（010）83519400
地　　　址	北京市海淀区交大东路甲 36 号
邮　　　编	100044

序 一

读完本书，不胜欣喜……不知您是否也和我一样，既敬佩老祖宗的智慧，感慨"药食同源"在中国几千年的历史长河中一脉相承、绵延不断，又欣慰随着生活水平的提高，大家的保健养生意识日益增强，越来越多的人开始崇尚自然健康的生活方式，"食物即药物""厨房变药房""先食疗后药疗"的理念悄然兴起。

药食同源，非药胜药，传承千年经久不衰，源于它有着"温和无副作用，安全可靠""多功效、取材易、应用广、疗效好"，变"良药苦口"为"良药可口"等神奇之处。良药再好，人皆畏其苦，而"色香味俱全"的美食，自然人皆爱之。所以说，药食同源不仅具有防治疾病的功效，更是中华文化中的国粹级健康理念，是源远流长的中医药皇冠上一颗璀璨的明珠。它拥有强大的生命力和科学性，影响至深且巨！

近年来，国家颁布了多个有关中医药发展的法律法规和文件，尤为强调发挥中医药在养生保健方面的优势，鼓励开发药食同源食品，并将其纳入《国民营养计划（2017—2030年）》等政策指导文件，可以说，弘扬药食同源正当其时。

聚焦药食同源，弘扬中医药精髓。本书凝聚着两代人的实践与心血，集科学性、系统性和实用性于一体，对于中西医临床、防病治病、养生保健和营养护理等均大有裨益。

望玄婷蓓医师能一如既往地坚持"医者父母心，药者慈悲意"的仁心仁术，在祖国医药宝库中深入探寻药食同源这一珍贵宝藏，做中医研究矢志不渝的"攀登者"，让药食兼用的食品发挥更大的健康效益，助力我国传统医药事业焕发新辉，为更好地服务我国的卫生健康事业贡献智慧和力量。

中国工程院院士

2024年2月

序　二

提起药食同源，相信喜欢中医的朋友一定不会陌生。食疗文化作为传统中医药文化的重要组成部分，很早就为国人所认识和运用，我们也常说"三分治七分养""药补不如食补"。

药食同源理念的本质是"万物皆可入药"，顺应自然、以和为度，贯穿了整个中医药发展史，乃至中华文明史，现已形成相对完整的理论体系和临床配伍，得到了从国家到大众的广泛支持与认可。

2023年11月，国家卫生健康委、国家市场监管总局发布《关于对党参等9种新增按照传统既是食品又是中药材的物质公告》（2023年第9号），至此，既是食品又是中药材的物质名单增至102种，从政策层面进一步助推药食产业健康发展。

《"健康中国2030"规划纲要》提到，到2030年，中医药在治未病中的主导作用、在重大疾病治疗中的协同作用、在疾病康复中的核心作用得到充分发挥。实现中医药健康养生文化创造性转化、创新性发展。

当前，对中医药学和药食同源的鼓励与助推比任何时候都要强烈和明确，中医药正与食品开启一场相融相生的"双向奔赴"，迎来了最好的发展时代。

玄婷蓓医师作为一名岐黄传人，对药食同源有着深刻的认知和严谨的论证，她毫无保留地将研究成果通过本书娓娓道来，平实生动，如数家珍，亲切感人，实属难得，值得大家收藏细读。

最后，希望通过本书能进一步讲好药食同源的故事，擦亮药食同源的金名片，促进中医药传承创新和产业高质量发展，为国民健康事业做出更大的贡献。

中华中医药学会外科分会委员

2024年3月

前　言

　　夜深了，手边《藏在饮食里的养生智慧——药食同源疗百疾》一书初稿甫成，遥望夜空，繁星点点。我想，姥姥是不是也闪耀在星光中，慈爱地凝视着我……正是"遥望苍穹寄深情，斑斓星河入心中"。

　　谈及这本书，要从我的姥姥说起。

　　1921年，中国共产党诞生，在中国历史上这是开天辟地的大事，姥姥也生于这一年。她是"含着金汤匙"出生的，彼时太姥爷凭借着敏锐的眼光，生意做得很是红火：除了有山东省第一家汽车洋行，还做着粮食生意，有一间名气不小的医馆。听姥姥讲，她就是在医馆里长大的，可以说是生于杏林之家，耳濡目染，笃爱中医。

　　但在那个年代，未出阁的女子是不允许随便抛头露面的，尤其是大户人家，家教更严。姥姥17岁出嫁到姥爷家，姥爷是高中生，思想开明，为人豁达，姥姥于是得以施展自己在医馆中学到的本事，以信手拈来的"小杂方"汤，为街坊邻居解头疼脑热之急。

说起姥姥的小杂方汤，比我的姓氏更"玄"，为什么这么说？因为这个小杂方汤有"三绝"：一绝是专解感冒，屡试不爽。但凡感冒初期，不论发热与否，煮上这么一大碗，喝完上床睡一觉，把汗发透，第二天必定痊愈，见效迅速，汤到病除。二绝是配伍简单、方便易行。若是清鼻涕，则用大葱根、白菜疙瘩、香菜根、水萝卜根、生姜片、紫苏叶煮一海碗水，兑上红糖即可；若是黄鼻涕，则用桑叶、菊花、白菜疙瘩、香菜根、水萝卜根煮一海碗水，兑上白糖即可。三绝是这小杂方汤须是姥姥亲自熬制，方见奇效，若假他人之手，则效力失之大半。

当然，姥姥的小杂方汤除了有治感冒的，还有治咳嗽、腹泻、腰腿痛、荨麻疹等的，均有奇效，乡里乡亲，口口相传。

我是姥姥带大的，我长大了，姥姥却老了。跟姥姥在一起待的时间久了，见识了很多姥姥看病救人的方子和手法。姥姥是我学医的第一位老师，自然而然，我也成了一名中医。在我学医的过程中，从中药学的角度，认真分析验证过姥姥的这些小杂方汤的组合，虽然看似都是食品，但实则都蕴含着药食同源的智慧。

或许是姥姥冥冥之中的牵引，有缘分接触并专项研究药食同源，才越来越感叹老祖宗留下来的中华瑰宝是如此强大，才明白药食同源的理论形成，不仅是中华民族的文化遗产和智慧结晶，也符合现代社会的科学指导和实践依据，堪称是不吃药也能治病的典范。

随着研究的深入，我在姥姥各种小杂方汤的基础上，融合中药学、方剂学、中医内科学、外科学、妇科学、儿科学等学科，根据病因、病机、体质、证型，把药食同源类的食品进行了再次升级配伍，在临床常见病的调理上屡见成效。

药食同源，顾名思义既是食品又是中药材，所以安全没的说，只要遵循中药药性，将食品进行配伍，彰显其合理药性，其效果也很显著。

从姥姥到我，跨越了上百年的时光，从两辈人的身上和许许多多鲜活的案例中，我更加深刻地认识到了药食同源的大智慧、大功效、大作用。

试想，如果一个人生病了，科学地运用食品就能解决问题，为什么又非得去用药呢？毕竟"是药三分毒"，治病当以不伤身为本。

时逢盛世，吾等有幸。中医药学作为中国古代科学的瑰宝，在全民健康中发挥着重要作用，受到国家的高度重视。我也不能再吝啬家珍，独享其美，故在姥姥小杂方汤的基础上，升级改造为药食同源配伍小方，姑且称为扶正小杂方，权当是姥姥和我一起为弘扬中医药文化开出的小小"金处方"，让姥姥的小杂方汤在新时代济世泽民、造福大众。

最后，衷心希望通过本书，将"不是吃药才能治病的理念"分享给大家，希望各位养生爱好者、中草药爱好者和社会大众皆能获其实益，让中医之慧普济千家万户，让中医之德福泽芸芸众生，让中医之美遍及幸福人间。

2024年3月

目　录
contents

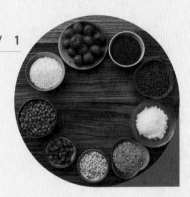

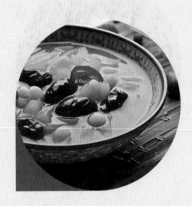

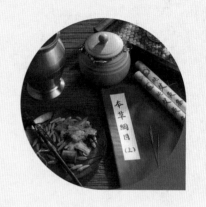

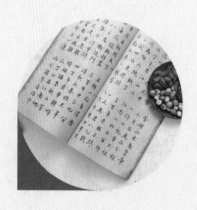

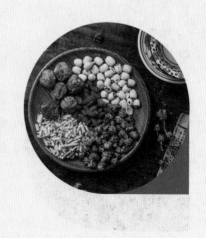

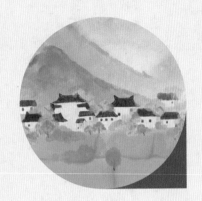

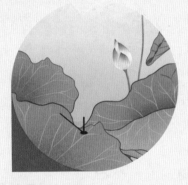

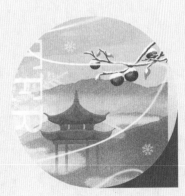

第一章

——药食同源

——重新定义你的饮食世界

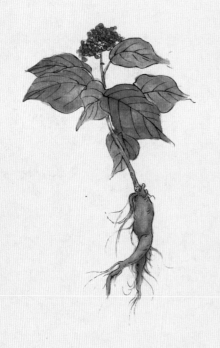

揭秘食品背后的真相

我国于1994年发布的《食品工业基本术语》对"食品"的定义为：可供人类食用或饮用的物质，包括加工食品、半成品和未加工食品，不包括烟草或只作药品用的物质。简单来说，就是吃的东西。

烤好的羊肉串是不是食品？是，是加工食品。

穿好了未烤熟的羊肉串是不是食品？是，是半成品。

那里放着一块生羊肉，是不是食品？是，是未加工食品。

阿莫西林是食品吗？不，肯定不是，那是药品。

食品，就是指各种供人食用或者饮用的成品和原料，以及按照传统既是食品又是中药材的物品，但是不包括以治疗为目的的物品。

人生在世，无非一年四季，一日三餐。只要活着，就离不开食品，所以食品的最低标准，就是无毒无害，无不良反应。

药品知识大起底

《中华人民共和国药品管理法》第二条中对"药品"的定义是：指用于预防、治疗、诊断人的疾病，有目的地调节人的生理机能并规定有适应证或者功能主治、用法和用量的物质，包括中药、化学药和生物制品等。

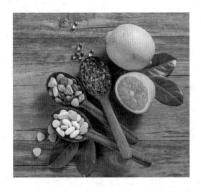

药品按照性质分类包括中药材、中药饮片、中成药、中西成药、化学原料药及其制剂、抗生素、生化药品、放射性药品、血清、疫苗、血液制品和诊断药品等。

药品和食品相比较，有两个最大的区别：一是功效，食品没有功效或功效小一些，药品有定向的功效；二是副作用，食品没有副作用，药品有。

药品的常见副作用有以下几点：

（1）不良反应：用药期间，机体容易伴随治疗作用以外的反应，常见有胃肠不适的症状，如恶心、呕吐、消化不良等，以及出现过敏反应，如药性累及皮肤，容易引起皮肤红痒、皮疹等。

（2）毒性反应：药物用量过多或者药物毒性蓄积在体内，引起机体功能性紊乱或器质性损害，导致人体出现有害反应。如药物作用致使的耳毒性，表现有耳聋、耳鸣、眩晕等反应。

（3）继发反应：治疗期间药物作用下诱发其他不良反应，常见有二重感染，如长期使用抗生素抑制体内的敏感菌群，而造成不敏感菌群大量繁殖出现重复感染。

（4）药物依赖性：长期使用药物以致机体对药物成瘾，如长期服用去痛片产生依赖性，停药容易出现流泪、大汗、胃部不适等症状。

药食同源：美食与健康的双重奏

《黄帝内经》指出："五谷、五畜、五果、五菜，用之充饥则谓之食，以其疗病则谓之药"，这就是"药食同源"的思想。

《神农本草经》明确记载上品药、中品药、下品药各120种，其中120种上品药"无毒，多服，久服不伤人"。

有的食物也是药物，这类食物和药物一样能够防治疾病，但没有药品的不良反应，这就是药食同源了。

打个最直接的比方：山楂。山楂是不是食品？肯定是，做成山楂罐头就是加工食品，直接吃就是未加工食品。但山楂也是药品，既富含维生素C、碳水化合物、多种矿物质、胡萝卜素等，还具有健胃消食、行气散瘀、化浊降脂等功效。

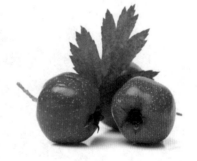

如果哪一顿饭肉食吃多了，出现积滞、胃脘胀满、腹泻腹痛等消化不良的症状，就可以食用山楂来改善。

山楂具有化浊降脂的功效，对于血脂高的人来说，山楂是不可多得的零食。

从食品的角度来讲，山楂就是食品，从药物的角度来讲，山楂还有功效。无毒无害无不良反应还有功效的东西，就叫药食同源物质，属于《神农本草经》中记载的"无毒，多服，久服不伤人"的那种东西。

警惕！食材并非全能，药食同源有讲究

根据中华中医药学会发布的《药食同源药膳标准通则》（T/CACM 007—2016），药食同源是指具有传统食用习惯，且列入国家中药材标准（包括《中华人民共和国药典》及相关中药材标准）中的动物和植物可使用部分（包括食品原料、香辛料和调味品）。

纳入食药物质目录的物质应当符合下列要求：一是有传统上作为食品食用的习惯；二是已经列入《中国药典》；三是安全性评估未发现食品安全问题；四是符合中药材资源保护、野生动植物保护、生态保护等相关法律法规规定。

2002年，在卫生部发布的《关于进一步规范保健食品原料管理的通知》（卫法监发〔2002〕51号）中，列出了87种物质，分别是：丁香、八角茴香、刀豆、小茴香、小蓟、山药、山楂、马齿苋、乌梢蛇、乌梅、木瓜、火麻仁、代代花、玉竹、甘草、白芷、白果、白扁豆、白扁豆花、龙眼肉（桂圆）、决明子、百合、肉豆蔻、肉桂、余甘子、佛手、杏仁（甜、苦）、沙棘、牡蛎、茯实、花椒、赤小豆、阿胶、鸡内金、麦芽、昆布、枣（大枣、酸枣、黑枣）、罗汉果、郁李仁、金银花、青果、鱼腥草、姜（生姜、干姜）、枳椇子、枸杞子、栀子、砂仁、胖大海、茯苓、香橼、香蒿、桃仁、桑叶、桑葚、橘红、桔梗、益智仁、荷叶、莱菔子、莲子、高良姜、淡竹叶、淡豆豉、菊花、菊苣、黄芥子、黄精、紫苏、紫苏子、葛根、黑芝麻、黑胡椒、槐米、槐花、蒲公英、蜂蜜、榧子、酸枣仁、鲜白茅根、鲜芦根、蝮蛇、橘皮、薄荷、薏苡仁、薤白、覆盆子、藿香。

2019年，国家卫生健康委发布《关于当归等6种新增按照传统既是食品又是中药材的物质公告》（2019年第8号），将当归等6种物质新增补进按照传统既是食品又是中药材的物质目录。具体为：当归、山奈、西红花、草果、姜黄、荜茇。

2021年，国家卫生健康委发布《按照传统既是食品又是中药材的物质目录管理规定》（国卫食品发〔2021〕36号），对目录实施动态管理。

截至2023年，我国正式批准的药食同源物质有93种，药食同源物质目录也在根据实际情况不断扩充和完善过程中。

接下来，我们一起分享部分常见且常用药食同源物质的名称及功效，以便大家在日常生活当中使用。以下将按中药学的药性归类介绍。

一、辛温解表

生姜

生姜不但是一种重要的调味品，也可作为蔬菜单独食用，而且还是一味重要的中药材。生姜可将自身的辛辣味和特殊芳香渗透到菜肴中，使之鲜美可口，味道清香，具有健胃、促进食欲、温中止痛等功效。

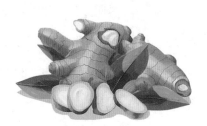

（1）促进食欲：生姜所含的姜辣素能刺激舌尖上的味觉神经，也能刺激胃黏膜上的感受器，从而起到开胃健脾、促进消化、增进食欲的作用。

（2）温中止痛：生姜味辛、性微温，故有温中、散寒、止痛的功效，因此在着凉、感冒时喝姜汤，能起到预防及缓解作用。

（3）杀菌解毒：生姜中的挥发油有杀菌解毒的作用，若在炒菜时放些生姜，既调味又杀菌。

* **适宜人群**

  伤风感冒、寒性痛经、晕车者。

* **禁忌人群**

  阴虚、内有实热、患痔疮者。

* **不宜同食**

  韭菜、芹菜。

紫苏

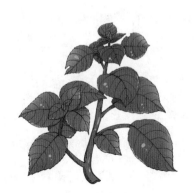

味辛、辣，性微热，入肺、脾经，具有解表散寒、行气和胃、理气安胎等功效。

（1）解表散寒。紫苏辛散，且性温，故能散表寒，发汗力较强，常用于风寒表证，见恶寒、发热、无汗等，常配生姜同用。

（2）行气和胃。紫苏味辛，能行气宽中、和胃止呕，可用于中焦气机郁滞之胸脘胀满、恶心呕逆，偏寒者常与砂仁、丁香等温中止呕药同用。

（3）理气安胎。紫苏味辛，兼有理气安胎的功效，可用于妊娠胎气上逆、胸闷呕吐、胎动不安等证。

* **适宜人群**
  风寒感冒、脾胃气滞、妊娠呕吐者。

* **禁忌人群**
  气虚、阴虚、温病者。

白芷

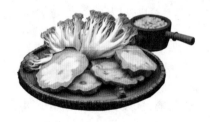

白芷色白，性温，味辛、微苦，具有散风除湿、通窍止痛、消肿排脓的作用。

（1）解热镇痛：白芷内有效的脂溶性成分对于醋酸扭体反应有一定的抑制作用，使痛阈值明显提高，可以达到解热镇痛的效果。

（2）美白皮肤：研究表明，肤色的深浅主要取决于皮肤黑色素细胞的数量以及皮肤合成黑色素的能力，其中酪氨酸酶是皮肤黑色素合成的一个关键成分，它的表达和活性决定了黑色素的生成量和速度。而白芷内部有效的提取物能够使酪氨酸酶的活性受到抑制，使黑色素的合成量减少，在一定程度上可以预防和治疗色素沉着，从而达到美白功效。

* **适宜人群**

   感冒头痛、眉棱骨痛、鼻塞、鼻渊、牙痛、白带、脓肿者。

* **禁忌人群**

   孕妇以及婴幼儿、阴虚血热者。

* **不宜同食**

   白芷不能和旋覆花一起食用。

香薷

香薷是一种草本植物，性味辛，微温，归肺、胃经。具有抗氧化，消毒杀菌，利尿消肿的作用。

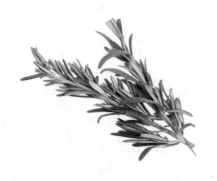

（1）可以有效治疗痔疮、小儿遗尿症。

（2）对眼睛干涩的患者有一定的缓解效果，可以有效缓解和预防夜盲症。

（3）治疗小儿虫积腹痛。

（4）对便秘也有一定的治疗效果。

* **适宜人群**

夏月感寒饮冷、头痛发热、恶寒无汗、胸痞腹痛、呕吐腹泻、水肿脚气者。

* **禁忌人群**

对香薷过敏者、风热感冒者、阴虚内热者、胃肠道不适者、阳虚者。

黄芥子

黄芥子为十字花科植物芥菜的干燥成熟种子，夏末秋初果实成熟时采割植株，晒干，打下种子，除去杂质。表面黄色至棕黄色，少数呈暗红棕色。研碎后加水浸湿，则产生辛烈的特异臭气。辛，温，归肺经。具有温中散寒，豁痰利窍，通络消肿的功效。

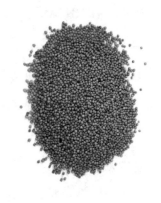

* **适宜人群**

寒痰咳嗽、胸胁胀痛、痰滞经络、关节麻木、疼痛、痰湿流注、阴疽肿毒者。

* **禁忌人群**

孕妇、婴幼儿禁用，高血压患者忌多食。

二、辛凉解表

薄荷

薄荷辛、凉，归肺、肝两经，是唇形科多年生草本植物薄荷的茎叶，鲜用或者阴干切断生用。

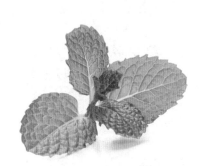

（1）薄荷可疏散风热，用于治疗风热感冒证，此证临床上表现为发热、怕冷、嗓子痛、头痛、咳嗽、咳吐黄痰或者咳痰不爽、大便偏干等。

（2）薄荷有清利头目的功效，用于治疗外感风热或者外感风寒入里化热引起的咽喉疼痛、头痛等症状。

（3）薄荷有解毒透疹的功效，对于麻疹疹出不畅，用薄荷可以使麻疹迅速透发出来，缩短病程。

＊ **适宜人群**

用于治疗风热感冒、温病初起所引发的头痛目赤、咽喉肿痛以及小儿麻疹不透、风疹瘙痒、肝郁气滞所导致的胸闷、胁痛等症者。

＊ **禁忌人群**

体虚多汗的患者不宜用。因湿冷而引起咳嗽的患者或者体寒脾虚者也不宜用。

桑叶

桑叶味苦、甘，性寒，归肺、肝两经，具有疏散风热、清肺润燥、清肝明目的作用。

（1）可治疗风热感冒，肺热燥咳，头晕头痛，目赤昏花的病症。

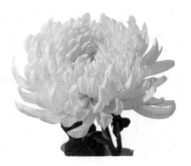

（2）桑叶还有美容养颜、减肥、降血糖、润肠通便、抗菌抗病毒、抗衰老等作用。

* **适宜人群**
  风热感冒、肺热燥咳、头晕头痛、目赤昏花者。

* **禁忌人群**
  桑叶性寒凉，脾胃虚寒的人群不宜过量食用。

菊花

菊花味甘、苦，稍寒，归肺、肝两经，可疏散风热、平肝明目、清热解毒。

（1）风热感冒，发热、头痛、嗓子痛、口干舌燥、口渴的人，用杭菊效果比较好。

（2）肝经风热、肝火上炎、目赤肿

痛，眼睛红、老着急上火、爱怒者可常饮菊花茶。

（3）肝阳上亢引起的头晕头痛，以及血压比较高的患者用白菊花或者滁菊都比较好。

（4）疗疮肿毒，身上长疖子或者长包，红肿热痛，使用菊花有抗菌消炎的作用，特别是野菊花效果更好。

* **适宜人群**

风热感冒、肝阳上亢、目视昏花眼睛干涩、咽喉痛及高血压者。

* **禁忌人群**

体虚、脾虚、脾胃虚寒，或者经常拉肚子的人，不建议喝菊花茶。

* **不宜同食**

菊花药性寒凉，所以不能与温热性质的药物或者食物同时使用，如人参、阿胶、大枣。

葛根

葛根为豆科植物野葛的干燥根，性味甘、辛，凉，归脾、胃、肺经。可解肌退热，生津止渴，透疹，升阳止泻。

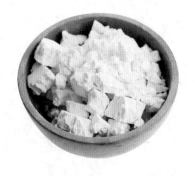

（1）葛根中富含高活性的异黄酮，对调节内分泌有帮助，同时还能让皮肤变得更加润滑有弹性。

（2）葛根中含有人体所必需的多种氨基酸以及微量元素，野生的葛根中含有大量的膳食纤维，对于改善便秘、清除体内的毒素有帮助。

（3）葛根能够清痢解热、祛痰止渴，对于感冒引起的咽喉疼痛、口舌生疮、清火泻痢有很好的治疗作用。

（4）葛根粉有助于心脑血管健康，这是由于葛根所蕴含的葛根素和异黄酮有降低心率、血压，阻挡外周阻力的作用。

* **适宜人群**

  风热袭表症者和糖尿病患者。

* **禁忌人群**

  体寒、湿气重的人吃了后会加剧体内寒气，故此类人群禁用。

* **不宜同食**

  不能与杏仁同食。

淡豆豉

淡豆豉为豆科植物大豆的成熟种子的发酵加工品，其性味苦、辛，凉，具有解表，除烦，宣郁，解毒之功效。

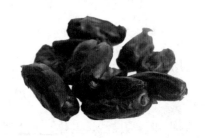

（1）该品辛散轻浮，能疏散表邪，且发汗解表之力颇为平稳，无论风寒、风热表证，皆可配伍使用。主治风热感冒，或温病初起，发热、微恶风寒，头痛口渴，咽痛等症，常与金银花、连翘、薄荷、牛蒡子等药同用，如银翘散（《温病条辨》）；若风寒感冒初起，恶寒发热、无汗、头痛、鼻塞等症，常配葱白，如葱豉汤（《肘后方》）。

（2）该品既能透散外邪，又能宣散邪热、除烦，常与清热泻火除烦的栀子同用，治疗外感热病，邪热内郁胸中，心中懊恼，烦热不眠，如栀子豉汤。

* **适宜人群**
   用于伤寒热病引起的寒热、头痛、烦躁、胸闷者。

* **禁忌人群**
   脾胃虚弱或者脾胃虚寒的人群不宜服用。

* **不宜同食**
   肝病、肾病、消化性溃疡和动脉硬化患者应少吃。

三、清热泻火

淡竹叶

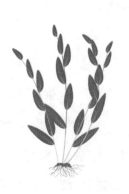

淡竹叶为禾本科植物淡竹叶的干燥茎叶，具有清热除烦，利尿通淋的功效。

（1）去烦热，利小便，除烦止渴，可治小儿痘毒，外症恶毒。

（2）消痰止渴，除上焦火，明眼目，利小便，治白浊，退热，散痔疮毒。

（3）去胃热。

* **适宜人群**
   心胃火盛、咽喉肿痛、小便短赤、口腔溃疡者。

* **禁忌人群**
   无实火、湿热者慎服，体虚有寒者、孕妇禁服。

栀子

栀子为茜草科植物栀子的干燥成熟果实，性味苦，寒，归心、肺、三焦经。

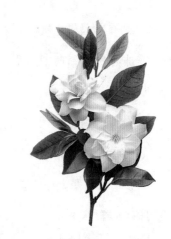

（1）泻火除烦：由于栀子苦寒清降，所以可起到清心泻火和除烦的作用，可以治疗热病邪热所造成的胸中烦闷以及烦热不眠，还可以用来改善火毒致胜和高热烦躁的病症。

（2）清热利湿：栀子有清肝胆湿热以及退黄和清膀胱的作用，可用来治疗和改善黄疸发热，小便短赤，以及小便淋漓涩痛的症状。

* **适宜人群**

栀子适合热病心烦、湿热黄疸、淋证涩痛、血热吐衄、目赤肿痛、火毒疮疡等热病的人群食用。

* **禁忌人群**

本品苦寒伤胃，脾虚便溏者不宜服用。

* **不宜同食**

忌食生栀子。生栀子有毒性，不能直接食用，应选择炮制后的栀子进行煎剂或药膳使用。

忌与某些药物同时使用，因栀子含有一些活性成分，可能会影响其他药物的疗效，如金银花、连翘、马齿苋等清热解毒的中药。

决明子

决明子为豆科植物钝叶决明或决明的干燥成熟种子，味甘、苦、咸，性微寒，归肝、大肠经。

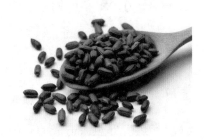

（1）清热明目，可用于治疗眼部疾病，如目赤涩痛，羞明多泪。

（2）润肠通便，可改善大便秘结。

* **适宜人群**

决明子适合肝火旺盛、习惯性便秘、高血压、肾虚体胖的人群食用；因为决明子还能够保护眼睛、缓解眼部疲劳、维持正常视力，所以也适合经常用眼的人群食用。

* **禁忌人群**

气虚便溏者不宜用。

蒲公英

蒲公英为菊科植物蒲公英的干燥全草，味苦、甘，性寒，归肝、胃经。

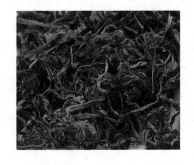

（1）清热解毒：蒲公英可以清除体内热毒，尤其能清肝热；也可用蒲公英来辅助治疗伤口感染或化脓性疾病。

（2）美容养颜：蒲公英的叶子中含有丰富的微量元素、维生素以及碳水化合物，可以帮助身体排毒，缓解皮肤湿疹和炎症，具有美容养颜的功效。蒲公英的花朵可以改善雀斑，有助于皮肤美白。

（3）消痈散结：蒲公英有消痈散结的作用，常用于治疗乳痈，女性在产后服用可以起到通乳的效果。

* **适宜人群**
  肝热、火气旺盛、乳痈者。

* **禁忌人群**
  脾胃虚寒人群和慢性腹泻者。

* **不宜同食**
  忍冬藤、辛热食物。

四、清热化痰

昆布

昆布为海带科植物海带或翅藻科植物昆布的干燥叶状体，气腥，味咸，归肝、胃、肾经。有软坚散结，消痰，利水之功效。可用于瘿瘤、瘰疬、睾丸肿痛、痰饮水肿。

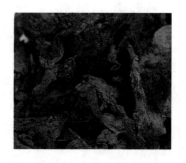

* **适宜人群**
  甲状腺肿、颈淋巴结肿、支气管炎、肺结核、咳嗽、老年性白内障、高血压、脑溢血者。

* **禁忌人群**

  甲亢患者，哺乳期妇女。

* **不宜同食**

  不宜与茶以及柿子等酸涩的水果同食。

杏仁

杏仁是一个常用的止咳平喘的药物，有通利肺气的功效。

（1）通常用来止咳，可宣肺平喘、止咳。

（2）具有润肠通便的功效，可用于肠燥便秘者。

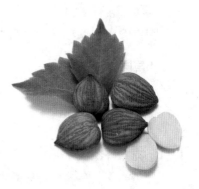

* **适宜人群**

  一般人群均可。

* **禁忌人群**

  产妇、幼儿，特别是糖尿病患者。

* **不宜同食**

  小米、板栗、猪肉、葛根。

罗汉果

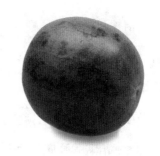

罗汉果为葫芦科植物罗汉果的干燥果实，性凉，味甘，归肺、大肠经。

（1）预防感冒：新鲜罗汉果不仅是治疗肺炎的特效药，而且对流行性感冒有很好的治疗和预防作用，可每天用新鲜的罗汉果泡水饮用。

（2）延缓衰老：罗汉果中含有多种微量元素、果糖等，有美容养颜的效果。

（3）清肺化痰：罗汉果可以改善肺部痰湿的状态，促进痰液排出，对于慢性咳嗽、哮喘、支气管炎等病症有一定的辅助作用。

* **适宜人群**

  经常抽烟、饮酒、加班熬夜的人；讲师、播音员、歌唱演员、销售等需要大量说话的人；室内工作者，呼吸不到新鲜空气的人；排便不畅、易便秘的人；失音者、扁桃体发炎者、咽喉炎患者。

* **禁忌人群**

  罗汉果性凉，脾胃虚寒、腹泻者不宜食用；长期服用可能导致肠胃功能下降并容易上火。

* **不宜同食**

  花草茶、苦瓜、黄瓜、桂圆、荔枝。

桔梗

桔梗是桔梗科桔梗的干燥根，性味苦、辛，平，归肺经，有宣肺利咽、祛痰排脓的功效。

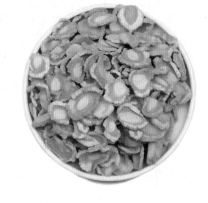

（1）治咳嗽痰多、胸闷不畅。

（2）治咽喉肿痛、失音。

（3）治肺痈吐脓、性散上行。

* **适宜人群**

适合咳嗽、痰多、痰液黏稠且不易咳出、胸闷气短、气喘者。

* **禁忌人群**

桔梗其性升散，所以呕吐、呛咳、头晕、咳血等气机上逆者不宜用。

* **不宜同食**

不能和白及、桂圆、龙胆草、山茱萸一起食用。

莱菔子

莱菔子是十字花科植物萝卜的干燥成熟种子，性味辛、甘，平，归肺、脾、胃经。

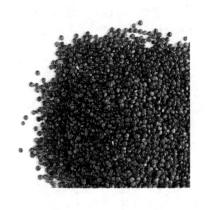

（1）莱菔子可消食除胀、降气化痰，可用于治疗饮食停滞、脘腹胀痛、大便秘结、积滞泻痢、痰壅喘咳等。

（2）配伍木香，可以起到消食化积的功效；也可配半夏，两药合用，共同起到消食化痰、降气助脾的功效。

* **适宜人群**

消化不良、咳嗽痰多者。

* **禁忌人群**

气虚者慎用。

* **不宜同食**

不宜与人参同食。

紫苏子

紫苏子为唇形科植物紫苏的干燥成熟果实，性温，味辛，归肺经。

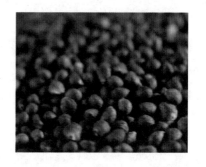

（1）解表散寒：主要用于治疗外感风寒所致的感冒、咳嗽、头痛等症状，但气虚者最好不要服用。

（2）健脾益胃：临床上可用于治疗脾胃气滞、恶心呕吐、胸闷等，常与藿香配合使用。

（3）行气安胎：可用于胎动不安等症状。常与砂仁、陈皮等配合使用。

* **适宜人群**

外感风寒、胎动不安者。

* **禁忌人群**

（1）温病、气弱表虚者不可用紫苏子。

（2）有阴虚、发寒热、恶寒等症状的患者不可用。

橘红

橘红味辛、苦，性温，归肺、脾经。

（1）可改善咳嗽痰多，食积伤酒，呕恶痞闷。

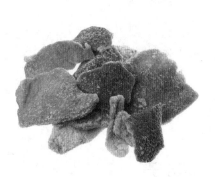

（2）小儿吐泻时，可以配丁香、橘红各等分，蜜炼丸黄豆大，用米汤化开之后冲服。

（3）定嗽化痰：可以用百药煎、片黄芩、橘红、甘草各等分，共为细末，蒸成饼丸或者绿豆大，用吞咽的方法进行内服。

* **适宜人群**
咳嗽痰多、食积、伤酒、胃胀满不适、肺痨、支气管炎、长期胃痛者。

* **禁忌人群**
阴虚燥咳以及咳嗽气虚者不宜服用。

* **不宜同食**
具有支气管扩张、肺结核、阴虚燥咳、久咳久喘、肺心病的患者应慎用，或在医生指导下使用。

五、清热解毒

金银花

金银花是一种忍冬科植物，味甘，性寒，归肺、心、胃经，具有清热解毒，疏散风热的功效。

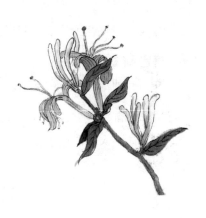

* **适宜人群**

用于发热、发斑、发疹、热毒、喉咙肿痛、扁桃体发炎、牙周炎患者。经常上火、熬夜的人喝金银花茶也有不错的效果。

* **禁忌人群**

脾胃虚寒、月经期者不宜用，孕妇要适量，婴幼儿禁服。

鱼腥草

鱼腥草的味道有少许辛辣，性寒、凉，具有清热解毒、消肿疗疮、利尿祛湿、健胃消食的功效。

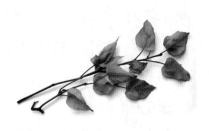

（1）抗菌：鱼腥草的气味来自鱼腥草挥发油中的成分——鱼腥草素。鱼腥

草素具有抗菌的功效，对流感杆菌、卡他球菌、金黄色葡萄球菌、肺炎球菌等具有显著的抑制作用。

（2）利尿：鱼腥草含有槲皮苷成分，槲皮苷具有利尿、抗病毒的功效。

（3）消炎：医学临床证明，针对上呼吸道感染、支气管炎、肺炎、慢性气管炎、慢性宫颈炎、百日咳等疾病，鱼腥草有显著的疗效。

* **适宜人群**
  肺痈、肿毒、脾胃积热者。

* **禁忌人群**
  寒湿体质人群慎用。

白茅根

白茅根为禾本科植物白茅的干燥根茎，性味甘，寒，归肺、胃、膀胱经。

（1）凉血止血：白茅根具有凉血止血的功效。

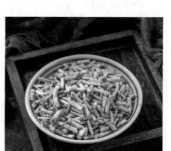

（2）清热生津：白茅根具有清热生津的功效，主治热病烦渴，胃热呕逆，肺热喘咳。

（3）利尿通淋：白茅根具有利尿通淋的功效，主治小便淋沥涩痛，水肿，黄疸。

* **适宜人群**
  热病烦渴、肺热喘急、小便不利、吐血、衄血者。

* **禁忌人群**

  脾胃虚寒、溲多不渴者忌用。

* **不宜同食**

  无。

菊苣

菊苣为菊科植物毛菊苣或菊苣的干燥地上部分或根，性味微苦、咸，凉。具有清肝利胆，健胃消食，利尿消肿的功效。临床主要用于湿热黄疸，胃痛食少，水肿尿少等。

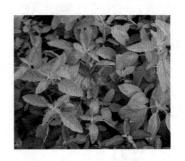

* **适宜人群**

  积食、水肿者。

* **禁忌人群**

  脾胃虚的孕妇不宜多吃。

* **不宜同食**

  油腻辛辣的食物。

马齿苋

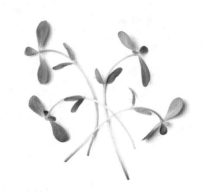

马齿苋味酸，性寒，含有蛋白质、脂肪、碳水化合物、膳食纤维、钙、磷、铁、铜、胡萝卜素、维生素B_1、维生素B_2、维生素C等多种营养成分。

马齿苋具有清热利湿、凉血解毒的功效，可用于改善细菌性痢疾、急性胃肠炎、急性阑尾炎、乳腺炎、痔疮出血、白带过多等病症。外用可以治疗疗疮肿毒、湿疹、带状疱疹等。

* **适宜人群**
  高血压、水肿、白癜风、溃疡者。

* **禁忌人群**
  体寒或胃寒者，孕妇。

* **不宜同食**
  韭菜。

六、润下

郁李仁

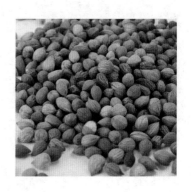

郁李仁为蔷薇科植物欧李、郁李或长柄扁桃的干燥成熟种子，可润燥滑肠，下气，利水，常用于津枯肠燥，食积气

滞，腹胀便秘，水肿，脚气，小便不利。

* **适宜人群**

  肠燥便秘、小便不利、水肿胀满、咳嗽哮喘者。

* **禁忌人群**

  阴虚液亏者及孕妇慎服。

* **不宜同食**

  无。

火麻仁

火麻仁为桑科植物大麻的干燥成熟果实。秋季果实成熟时采收，除去杂质，晒干。性味甘，平，归脾、胃、大肠经。

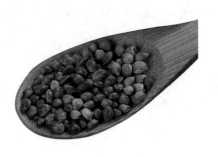

火麻仁具有润肠通便的功效，可用于血虚津亏，肠燥便秘。

* **适宜人群**

  肠燥便秘、血虚津亏、脾虚便秘、浮肿者。

* **禁忌人群。**

  火麻仁润肠通便，故脾虚便溏及阳虚滑泄者不宜用。

* **不宜同食**

  无。

七、芳香化湿

藿香

藿香为唇形科藿香属植物广藿香的地上部分，味辛，性温，归脾、胃、肺经。

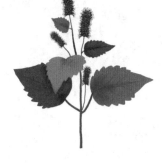

（1）芳香化浊：可用于湿浊中阻，胸闷不舒，鼻渊头痛。

（2）和中止呕：适用于脘痞呕吐，腹痛吐泻。藿香叶、陈皮配伍，可以缓解霍乱呕吐。

（3）祛暑：可用于夏季中暑引起的恶心呕吐、汗出。滑石、藿香、丁香配伍可以改善暑天吐泻。

* **适宜人群**
   中暑者。

* **禁忌人群**
   阴虚火旺者。

* **不宜同食**
   头孢类药物。

砂仁

砂仁为姜科植物阳春砂、绿壳砂或海南砂的干燥成熟果实。性味辛，温，归脾、胃、肾经。

（1）化湿开胃、温脾止泻、理气安胎。

（2）砂仁有调节胃肠功能、抗炎、镇痛、降糖等多种药理作用。

* **适宜人群**
  脾胃虚寒、食欲不振、恶心呕吐、腹泻、烦躁不安者。

* **禁忌人群**
  阴虚血燥者，妊娠及哺乳期妇女，儿童慎用。

* **不宜同食**
  用药期间需注意忌食寒凉、辛辣油腻食物。

八、利水渗湿

荷叶

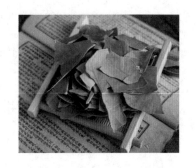

荷叶为睡莲科植物莲的干燥叶，性味苦，平，归肝、脾、胃经。

（1）清热解暑：荷叶具有清心凉血、祛暑祛湿的作用，可做成荷叶粥、荷叶茶消暑。

（2）止血：将荷叶烧炭后，具有化瘀止血的作用，可用于各种出血性疾病及外伤出血。

（3）利尿排毒：荷叶可以利尿排毒，体内水分代谢异常、下肢水肿的患者可以应用荷叶搭配其他药材消水肿。

* **适宜人群**

暑热烦渴、头痛眩晕、口干舌燥者。

* **禁忌人群**

手脚冰凉、脾胃虚寒者。

* **不宜同食**

无。

茯苓

茯苓为多孔菌科真菌茯苓的干燥菌核。性味甘、淡，平，归心、肺、脾、肾经。

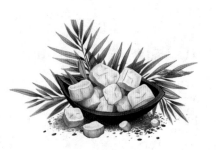

（1）健脾，宁心安神。

（2）利尿，增强免疫，调节肠胃功能，抗肿瘤，保肝，镇静，抗菌。

* **适宜人群**

茯苓适合脾虚的人群食用，尤其是脾虚同时伴有水湿的人群。茯苓还适合有心慌、失眠、多梦表现的心脾两虚的人群。

* **禁忌人群**

  虚寒精滑以及气虚下陷者慎服。

* **不宜同食**

  无。

薏苡仁

薏苡仁为禾本科植物薏米的干燥成熟种仁。性味甘、淡，凉，归脾、胃、肺经。

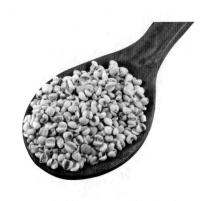

薏苡仁煎剂、醇及丙酮提取物对癌细胞有明显抑制作用，薏苡仁内酯对小肠有抑制作用。其脂肪油能使血清钙、血糖量下降，并有解热、镇静、镇痛、调节免疫等作用。

* **适宜人群**

  关节炎、急慢性肾炎水肿以及皮肤营养不良、皮肤粗糙者。

* **禁忌人群**

  不适合消化不良、体内湿气过重、经期女性等人群食用。

* **不宜同食**

  无。

赤小豆

赤小豆可整粒食用，或用于煮饭、煮粥、做赤豆汤，具有消水肿、通乳汁、通便减肥等功效。

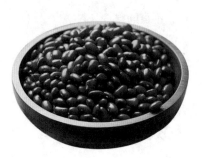

（1）消水肿：赤小豆常作为利尿剂用于水肿患者，包括心源性水肿、肾病水肿、肝硬化腹水、脚气病浮肿、孕妇或产后浮肿。

（2）通乳汁：可用赤小豆煮粥或煨汤，改善产后缺奶。

（3）通便减肥：赤小豆富含维生素B_1、维生素B_2、蛋白质及多种矿物质，适量食用有减肥的功效，其石碱成分还可增加肠胃蠕动，减少便秘。

* **适宜人群**
肾性水肿、心脏性水肿、营养不良性水肿者。

* **禁忌人群**
尿多、阴虚而无湿热者。

五指毛桃

五指毛桃的主要成分包括有机酸、氨基酸、三萜、生物碱、香豆精等。具有健脾补肺、行气利湿、美容养颜等功效，常用于脾虚浮肿、食少无力、肺痨

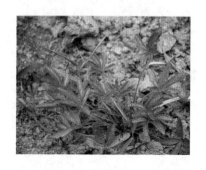

咳嗽、盗汗、带下等病症。

（1）健脾补肺：五指毛桃味甘能补，能健脾化湿、益气固表，可用于食欲不振、消化不良、食少无力以及肺虚咳嗽、哮喘、咳痰等症。

（2）行气利湿：五指毛桃能够健脾以化湿，补肺以行气，用于脾虚水肿、肝硬化腹水、慢性肝炎、带下等症，有行气利湿的功效。

* **适宜人群**

脾胃虚浮、盗汗、水肿者。

* **禁忌人群**

无湿邪、火热者。

* **不宜同食**

辛辣食物。

九、疏肝理气

佛手

佛手是常用的行气、疏肝、化痰药，味甘、辛、酸，性温，无毒，归肝、脾、胃三经。

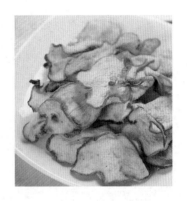

（1）理气化痰，具有理气行滞、祛痰的作用。

（2）止呕消肿。

（3）疏肝健脾，和胃。

* **适宜人群**

  各种肝郁人群。

* **禁忌人群**

  阴虚体热者。

* **不宜同食**

  螃蟹、白酒。

陈皮

陈皮为芸香科植物橘及其栽培变种的干燥成熟果皮。性温，味苦、辛，归肺、脾经。

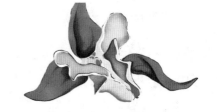

（1）对消化系统的作用：陈皮含有挥发油，对胃肠道有温和的刺激作用，可促进消化液的分泌，排除肠管内积气，有芳香健胃和祛风下气的作用。

（2）对心血管系统的作用：陈皮煎剂、醇提物等能兴奋心肌，但剂量过大时反而出现抑制。陈皮中的果胶对高脂饮食引起的动脉硬化有一定的预防作用。

（3）对呼吸系统的作用：陈皮所含的挥发油有祛痰的作用，使痰液易咯出。陈皮煎剂对支气管有微弱的扩张作用，其醇提物的平喘效价较高。

* **适宜人群**

  腹胀食少、饮食减少、呕吐泄泻以及咳嗽痰多者。

* **禁忌人群**

  阴虚体质、胃虚有火、热咳者。

* **不宜同食**

  不宜与过于油腻的食物同食。

薤白

薤白为百合科植物小根蒜或薤的干
燥鳞茎性味辛、苦，温，归心、肺、胃、
大肠经。

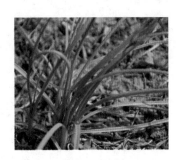

（1）利水消肿：薤白具有利尿和排
除体内多余水分的作用，可以帮助缓解
水肿问题，尤其是因肾功能不良引起的水肿。

（2）活血化瘀：薤白可促进血液循环，减少瘀血堆积，改善瘀斑、瘀
血等问题。

（3）健胃消食：薤白能够促进胃液分泌，帮助消化，有助于缓解胃胀、
食欲不振等问题。

（4）收敛止泻：薤白具有一定的收敛作用，可以缓解腹泻和大便稀溏
的情况。

* **适宜人群**

  气滞血瘀导致的胸痹、寒凝气滞导致的疼痛者。

* **禁忌人群**

  孕妇。

* **不宜同食**

   不能与生地黄、韭菜等一起配伍使用。

香橼

香橼为芸香科植物枸橼或香圆的干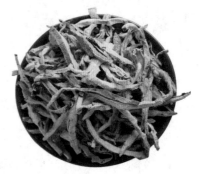
燥成熟果实，秋季果实成熟时采收，趁
鲜切片，晒干或低温干燥。香橼味辛、
苦、酸，性温，归脾、肝、肺经。

（1）具有疏肝解郁，燥湿化痰，理
气和中的功效。

（2）可促进胃肠蠕动，健胃，祛痰，抗炎以及治疗肝气郁结、脾胃气
滞等病症。

* **适宜人群**

   肝气郁结、脾胃气滞者。

* **禁忌人群**

   气阴不足者不宜用。

* **不宜同食**

   不宜和鲫鱼、绿豆、黄瓜、西瓜、猪肝等同食。

十、活血化瘀

玫瑰花

玫瑰花为蔷薇科植物玫瑰的干燥花蕾，性温，味甘、微苦，归肝、脾经。玫瑰花具有柔肝醒胃、舒气活血、美容养颜的功效，可用于治疗月经不调、跌打损伤、肝气胃痛、乳痈肿痛等病症。

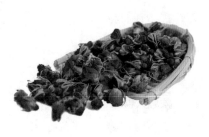

* **适宜人群**
  心情烦躁、月经不调、痛经、睡眠质量低下、内分泌失调者。

* **禁忌人群**
  孕妇、胃寒、身体虚弱者。

* **不宜同食**
  茶叶中含有大量的鞣酸，鞣酸会影响玫瑰花对于身体的保健作用，故不宜同食。

桃仁

桃仁是蔷薇科植物桃或山桃的干燥成熟种子，性味苦、甘，平，归心、肝、大肠经。桃仁具有润肠通便、活血祛瘀的功效，可用于治疗经闭痛经、跌仆损

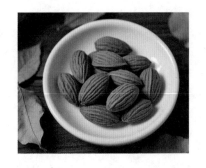

伤、肠燥便秘等病症。

（1）润肠通便：桃仁中含有大量的纤维素，有助于促进肠壁蠕动，刺激排便，帮助消化，并能有效缓解便秘症状。

（2）活血祛瘀：桃仁能够舒张血管，增加股动脉血流量，降低血管阻力，扩张血管壁。

* **适宜人群**
  老人，青少年。

* **禁忌人群**
  便溏腹泻者。

* **不宜同食**
  桃仁不宜与杏仁同食，以免引起苦杏仁苷中毒。

十一、舒筋活络

木瓜

木瓜为蔷薇科植物贴梗海棠的干燥近成熟果实，味酸、性温，归肝、脾经。

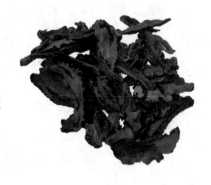

（1）舒筋活络：适量食用有助于缓解风湿关节痛、肌肉痉挛、四肢麻木、关节酸痛、跌仆损伤等病症。

（2）除湿和中：适量食用可帮助缓解暑湿吐泻、水肿、胃脘不适等症。

* **适宜人群**

  关节疼痛、四肢麻木者。

* **禁忌人群**

  无特殊禁忌人群。

* **不宜同食**

  酒。药用木瓜与酒一起同食，可能会降低药效。

十二、补气

人参

人参为五加科植物人参的干燥根和根茎，性味甘、微苦，微温，归脾、肺、心、肾经。人参可大补元气，复脉固脱，补脾益肺，生津养血。

* **适宜人群**

人参适合气血虚弱以及身体抵抗能力差的人群食用。

* **禁忌人群**

人参有助火壅滞敛邪之弊，"若脾胃热实、肺受火邪、喘嗽痰盛、失血初起、胸膈痛闷、噎膈便秘，有虫有积，皆不可用"。(《药品化义》)骨蒸劳热、血热吐衄、肝阳上亢、目赤头眩等一切实证，火郁之证均忌服。

* **不宜同食**

为保证人参的补气药效，服用人参时不宜同时饮茶、吃白萝卜。

山药

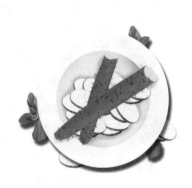

山药为薯蓣科植物薯蓣的干燥根茎，气微，味淡、微酸，嚼之发黏。

（1）益气养阴，补脾肺肾，涩精

止带。

（2）山药水煎液能抑制胃排空运动及肠管推进运动，拮抗离体回肠的强直性收缩，增强小肠吸收功能，帮助消化，保护胃黏膜损伤。

（3）山药水煎液、山药多糖能降血糖。山药多糖还能提高非特异性免疫功能、特异性细胞免疫和体液免疫功能。

* **适宜人群**

一般人群均可食用。特别适宜糖尿病患者，腹胀、病后虚弱者，慢性肾炎患者。

* **禁忌人群**

本品能养阴助湿，故湿盛中满或有积滞者不宜食用。

* **不宜同食**

无。

甘草

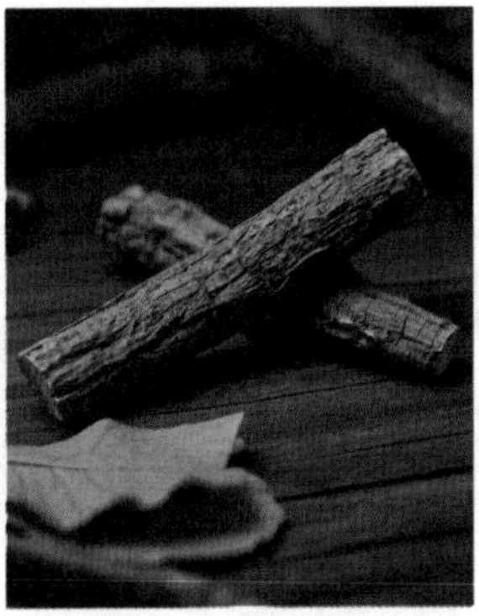

甘草为豆科植物甘草、胀果甘草的干燥根和根茎。甘草性平，味甘，归心、肺、脾、胃经。

甘草有抗消化性溃疡、保肝、解痉、抗心律失常、镇咳祛痰、解毒、抗炎、抗菌、抗病毒等多种药理作用。

* **适宜人群**

甘草适合脾胃虚弱、倦怠乏力、心悸气短、咳嗽痰多、脘腹、四肢挛急疼痛、痈肿疮毒者食用。

* **禁忌人群**

甘草味甘，能助湿壅气，令人中满，故湿盛而胸腹胀满及呕吐者忌服。长期大量服用本品，可出现浮肿、血压升高、钠潴留、血钾降低、四肢无力、痉挛麻木、头晕、头痛等不良反应，故不宜大量久服。

各种水肿、肾病、高血压、低血钾、充血性心力衰竭患者均不宜服。

* **不宜同食**

不宜与京大戟、红大戟、芫花、甘遂、海藻同用。

大枣

大枣富含蛋白质、脂肪、糖类、胡萝卜素、B族维生素、维生素C、维生素P以及磷、钙、铁等成分，其中维生素C的含量在果品中名列前茅，有"天然维生素丸"之美称。

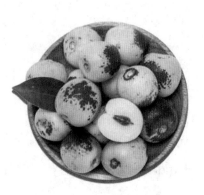

（1）补益脾胃：大枣有补益脾胃的作用，同时可以治疗津液匮乏。

（2）益气生津：大枣可用于缓解脾胃虚弱引起的不适，如进食少、没有食欲、大便溏稀、大便不成形等症。

* **适宜人群**

一般人群均适宜。

* **禁忌人群**
   糖尿病患者。

* **不宜同食**
   黄瓜、胡萝卜、动物肝脏。

十三、补阳

益智仁

益智仁为姜科植物益智的干燥成熟果实，性温，味辛，归脾、肾经。

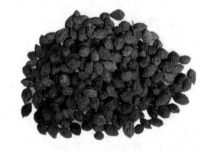

（1）补肾：益智仁可用于治疗肾气虚引起的遗精、遗尿、漏尿、夜尿。

（2）提高免疫力：益智仁含有多种营养成分，能促进身体的免疫功能，特别适合阳虚，体湿患者。

（3）提高性能力：益智仁中含有苯丙基糖苷化合物，可以显著改善男性的性功能。

* **适宜人群**
   脘腹冷痛、遗精白浊者。

* **禁忌人群**
   阴虚火旺、崩漏、过敏体质者。

* **不宜同食**
   不宜与辛辣刺激性的食物同食。

肉桂

肉桂为樟科植物肉桂的干燥树皮，味辛、甘，性大热，归肾、脾、心、肝经。肉桂不仅可以用作菜品的调味料，还可以直接入药。

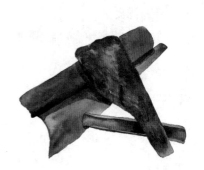

（1）补火助阳：肉桂性大热，入肾经，具有补火助阳的功效，可用于治疗肾阳不足所引起的阳痿宫冷、腰膝冷痛、肾虚作喘等病症。

（2）引火归元：肉桂具有引火归元的功效，可用于治疗肾阳不足所引起的面红、心悸、失眠等病症。

（3）散寒止痛：肉桂具有散寒止痛的功效，可用于治疗心腹冷痛、虚寒吐泻、寒疝腹痛等病症。

（4）温通经脉：肉桂具有温通经脉的功效，可用于治疗痛经、经闭等病症。

＊　**适宜人群**
失眠多梦、睡眠障碍、白带异常、痛经、痉挛者。

＊　**禁忌人群**
口舌干燥且咽喉肿痛者，更年期以及患有慢性肝病者。

＊　**不宜同食**
不宜与石脂、番泻叶、附子等药物一起使用。

肉豆蔻

肉豆蔻是肉豆蔻科植物肉豆蔻的干燥种仁，味辛，性温，归脾、胃、大肠经，具有滑肠泻下，温中止痛等作用。

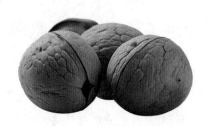

（1）滑肠泻下：肉豆蔻中含有挥发油、脂肪油等成分，具有滑肠泻下作用。少量服用可促进胃液分泌，刺激胃肠蠕动、增强食欲、促进消化。大量服用对胃肠有抑制作用，可用于治疗老年患者五更泄泻以及慢性溃疡性结肠炎。

（2）温中止痛：肉豆蔻含多量挥发油烯类化合物，有理气、温中、止痛的功效，可以治疗脾胃虚寒气滞腹痛。

（3）开胃：肉豆蔻辛味能散能消，温气能和中通畅，其气芬芳，香气先入脾，脾主消化，温和而辛香，故有开胃之效。

* **适宜人群**
  虚寒性久泻、久痢者。

* **禁忌人群**
  阴虚火旺、对肉豆蔻过敏者。

* **不宜同食**
  辛辣刺激性食物，寒凉食物。

丁香

丁香为桃金娘科植物丁香的干燥花蕾，性温，味辛，归脾、胃、肾经。

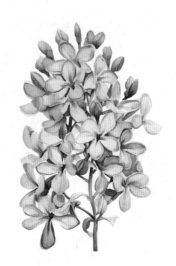

（1）温中降逆：丁香气味芳香，因此能够起到温中降逆的作用，可用来改善因为脾胃虚寒导致的食欲不振、呕吐、腹泻、呃逆等症状。

（2）补肾助阳：丁香入肾经，可起到补肾助阳的作用，能够用来改善肾虚引发的阳痿、早泄。

* **适宜人群**

 脾胃虚寒、胃脘胀痛、食欲不振、腹泻、呃逆、龋齿疼痛者。

* **禁忌人群**

 热病患者，阴虚内热者，对丁香过敏者，肝脏功能严重受损者。

* **不宜同食**

 无。

十四、补血

阿胶

阿胶为马科动物驴的干燥皮或鲜皮经煎煮、浓缩制成的固体胶，性平，味甘，归肺、肝、肾经。阿胶可以补体内所需的血液，治疗贫血等症状，对于各类人群都或多或少具有一定的滋补作用，长期服用可以让皮肤更加光滑，有弹性，具有一定的延缓衰老的作用。

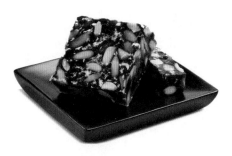

* **适用人群**

    血虚、肺燥咳嗽者，绝经女性，经血量异常人群，阴虚者。

* **禁忌人群**

    月经期间女性，孕妇，脾胃虚寒者，高血压患者，糖尿病患者。

* **不宜同食**

    萝卜、绿豆、螃蟹、大蒜、牛肉。

十五、补阴

百合

百合为百合科植物卷丹、百合或细叶百合的干燥肉质鳞叶，性寒，味甘，归心、肺经。可养阴润肺，清心安神，用于阴湿燥咳，劳嗽咳血，虚烦惊悸，失眠多梦，精神恍惚。

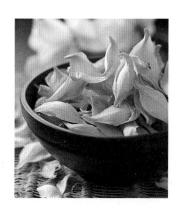

* **适宜人群**

    百合适合因阴虚而引起失眠多梦、肺热燥咳的人群食用。

* **禁忌人群**

风寒咳嗽及中寒便溏者忌服。

* **不宜同食**

无。

黄精

黄精为百合科植物滇黄精、黄精或多花黄精的干燥根茎，性平，味甘，归脾、肺、肾经。具有补气养阴，健脾，润肺，益肾的功效，用于脾胃气虚，体倦乏力，胃阴不足，口干食少等。

* **适宜人群**

黄精适合肺阴虚、脾阴虚、肾阴虚的人群。

* **禁忌人群**

脾虚有湿、咳嗽痰多、中寒便溏及痞满气滞者不宜服。

* **不宜同食**

无。

枸杞

枸杞为茄科植物宁夏枸杞的干燥成熟果实，性平，味甘，归肝、肾经。可补肝肾，益精明目。用于虚劳精亏，腰膝酸软，眩晕耳鸣，阳痿遗精，内热消渴。

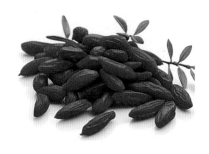

* **适宜人群**

枸杞适合免疫力低下、贫血、肝肾阴虚以及阴虚引起的内热消渴、失眠人群食用。

* **禁忌人群**

外邪实热、脾虚有湿及泄泻者慎服。

* **不宜同食**

无。

桑葚

桑葚为桑科植物桑的干燥果穗，性寒，味甘，酸，归心、肝、肾经。具有补血滋阴，生津止渴，清肠润燥等功效，主治阴血不足而致的头晕目眩耳鸣，心悸失眠，腰膝酸软，须发早白，大便干结等。

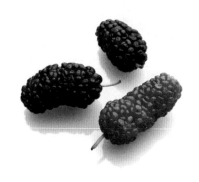

* **适宜人群**

  一般人群均适宜。

* **禁忌人群**

  脾胃虚寒者。

* **不宜同食**

  无。

黑芝麻

　　黑芝麻为胡麻科芝麻的黑色种子，性平，味甘，归肝、肾、大肠经。黑芝麻含有丰富的蛋白质和矿物质，还有不饱和脂肪酸、维生素E、芝麻素及黑色素等。

　　（1）滋养肝肾、益血乌发：黑芝麻能养血、补肝肾、益血乌发，可缓解和改善肾气不足所致的虚损病。

　　（2）降低胆固醇：黑芝麻中含有亚麻仁油成分，可去除附着在血管壁上的胆固醇。

　　（3）润肠通便：黑芝麻具有润肠通便、补肺益气、助脾生肌、通血脉、润肌肤的功效。

　　（4）美容：黑芝麻含丰富的维生素E，可延缓衰老、滋润皮肤。

* **适宜人群**

  贫血、便秘、脑力工作者。

* **禁忌人群**

  慢性肠炎、便溏腹泻者。

* **不宜同食**

  无。

十六、安神

牡蛎

牡蛎是海洋中常见的贝类，肉质肥美爽滑，营养丰富，具有平肝固涩、散结止痛、促进睡眠等功效。

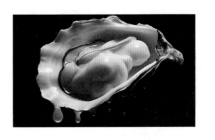

（1）平肝固涩：牡蛎入肝、肾经，具有养阴潜阳、平肝收涩之功，适用于肝阴不足、肝阳上亢以及体虚滑脱等疾病，善治头晕目眩、痫痫、四肢抽搐等病症。搭配龙骨入药，能改善遗精、崩漏、虚汗、泄泻、带下等病症。

（2）促进新陈代谢：牡蛎中含有的氨基酸、矿物质和维生素，可以使血液循环不畅得到改善，从而缓解手脚冰凉的情况。

（3）促进睡眠：牡蛎可重镇安神，有利于改善心悸惊厥、失眠多梦、夜不能寐、神志不安等症，甚至对神经衰弱、癫痫等疾病也有疗效。

* **适宜人群**

阴虚烦热、失眠、糖尿病者。

* **禁忌人群**

体质虚寒、皮肤病、腹泻便溏者。

* **不宜同食**

啤酒。牡蛎属于高嘌呤的食物，而啤酒也含有大量的嘌呤，两者共同食用后，可能会导致体内的尿酸水平迅速上升，进而引发痛风。

酸枣仁

酸枣仁为鼠李科植物酸枣的干燥成熟种子，性平，味甘、酸，归肝、胆、心经。酸枣仁可养心补肝，宁心安神，敛汗，生津。

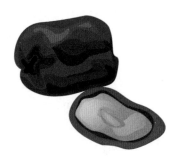

* **适宜人群**

酸枣仁适合心神不宁以及因胆虚、精神恐怯引起的失眠多梦的患者食用。

* **禁忌人群**

酸枣仁质润而滑，大便滑泻者不宜单味药大量服用。

酸枣仁甘缓补益，长于治疗心肝血虚，神失安养所致的失眠之症。凡因痰浊、食滞之实邪或肝郁化火之失眠症，皆不宜大量内服。

* **不宜同食**

无。

十七、化积

山楂

　　山楂果可生吃或制作果脯、果糕，干制后还可入药。山楂富含维生素C、碳水化合物、多种矿物质、胡萝卜素等，具有健胃消食，行气散瘀等功效。

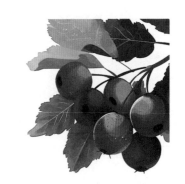

　　（1）健胃消食：对于肉食积滞、胃脘胀满、泻痢腹痛等症状，可以食用山楂改善。此外，还可以食用焦山楂，也就是山楂炒焦后食用，具有健胃消食的功效。

　　（2）行气散瘀：凡是瘀血、经闭、痛经、产后瘀阻等症状，可以用山楂缓解。

* **适宜人群**
  中老年人群，高血压、冠心病者。

* **禁忌人群**
  孕妇，脾胃虚弱、血脂过低者。

* **不宜同食**
  无。

麦芽

麦芽为禾本科植物大麦的发芽颖果，不仅营养价值高，而且药用价值也较高。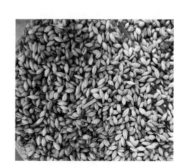

（1）行气健脾：麦芽甘平，可行气消食，健脾开胃，尤善促进淀粉性食物的消化。

（2）回乳消胀：可用于妇女回奶断乳、乳汁淤积引起的乳房胀痛等病症。

（3）疏肝理气：可用于肝气郁滞或肝胃不和、胸胁、脘腹疼痛，常配伍香附、川楝子等药。

（4）助消化：麦芽中含有B族维生素，对胃酸与胃蛋白酶的分泌有促进作用，可以帮助消化。

*　**适宜人群**

食积不消、脘腹胀满、乳汁郁积者。

*　**禁忌人群**

阴虚火旺、痰火哮喘者。

*　**不宜同食**

石榴皮。麦芽不宜与石榴皮一同食用，以免影响药效。

鸡内金

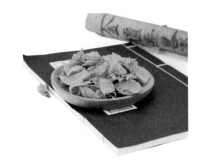

鸡内金为雉科动物家鸡的干燥沙囊内壁。杀鸡后，取出鸡肫，立即剥下内壁，洗净，干燥。

现代药理学研究证实，鸡内金具有调节胃肠功能，抗动脉粥样硬化，降低血脂和血糖，抑制乳腺增生等功效。

* **适宜人群**

脾胃虚弱、消化不良、遗精、胆结石、小儿疳积者。

* **禁忌人群**

妊娠期妇女慎用，凡脾弱无积者慎用。对本品过敏者禁用，过敏体质者慎用。

* **不宜同食**

无。

白扁豆

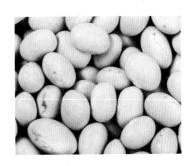

白扁豆为豆科植物扁豆的干燥成熟种子，性微温，味甘，归脾、胃经。

（1）健脾化湿、和中消暑。

（2）补虚药。白扁豆有抑制痢疾杆菌、抗病毒、解毒、解酒等多种药理作用。

* **适宜人群**

脾虚湿盛、食少便溏、呕吐泄泻者，以及因脾虚湿盛、湿浊下注而引起白带过多的女性。

* **禁忌人群**

阴寒内盛者忌用。

* **不宜同食**

无。

十八、收涩

乌梅

乌梅为蔷薇科植物梅的干燥近成熟果实。性平，味酸、涩，归肝、脾、肺、大肠经。乌梅具有敛肺，涩肠，生津，安蛔的功效，可用于肺虚久咳，久泻久痢，虚热消渴，蛔厥呕吐腹痛。

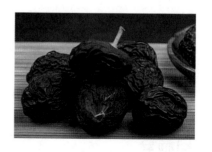

* **适宜人群**

消化不良、虚弱口渴者。

* **禁忌人群**

月经期、分娩前后的女性不宜食用。

* **不宜同食**

无。

芡实

芡实为睡莲科芡属植物芡的成熟种仁，性平，味甘、涩，归脾、肾经。芡实有益肾固精，补脾止泻，除湿止带的功效，可用于遗精滑精，遗尿尿频，脾虚久泻，白浊，带下。

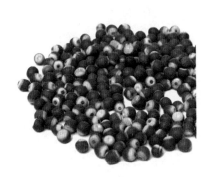

* **适宜人群**
  脾胃不和、肾气亏虚、湿气过重、白浊或带下病者。

* **禁忌人群**
  实热证、表证明显、气虚导致的便秘者。

* **不宜同食**
  玉米、红薯、辣椒。

十九、特殊功效

青果

青果为橄榄科植物橄榄的干燥成熟果实，性平，味甘、酸、归肺、胃经。青果有清热解毒，利咽，生津的功效。能兴奋唾液腺，使唾液分泌增加。

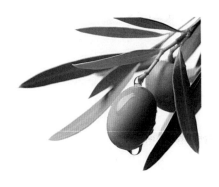

* **适宜人群**
  肝火上炎、咽喉肿痛、肺热咳嗽者。

* **禁忌人群**

脾胃虚寒者。

* **不宜同食**

不宜与寒凉、生冷食物同食。

枳椇子

枳椇子是鼠李科枳椇属植物枳椇的成熟种子，性平，味甘，入胃经。枳椇子有润肠通便，利水消肿，止烦除渴，健脾开胃，抗衰老的功效，但须在医生指导下合理使用。

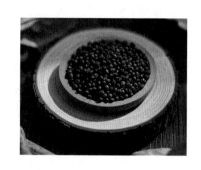

* **适宜人群**

酒毒伤脾胃、风热头疼、小便发黄的热性体质者，尤其适用经常酗酒的人群。

* **禁忌人群**

脾胃虚寒者禁服。

* **不宜同食**

不宜多食，多食发蛔虫、损齿。

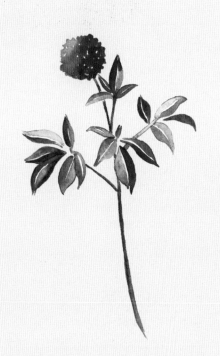

第二章

药食同源食疗原则
与禁忌

警惕自由饮食背后的健康隐患

你是否特别羡慕古代皇帝的生活？是不是总认为他们可以做到饮食自由，想吃啥就吃啥？其实这种想法是大错特错了。

你有没有听说过"食医"一词？

食医是古代对营养医师的称谓，出自《周礼·天官》。周代就已经将医学分为食、疾、疡、兽四科，从事饮食营养的医生称为食医。

《周礼·天官》指出："食医，掌和王之六食、六饮、六膳、百馐、百酱、八珍之齐。"

食医的职责就是掌管宫廷中饮食的滋味温凉及分量调配。通过定期把脉，根据皇帝的体质脉象和一年四季的变化，专门调配适合皇帝的饮食。

所以，皇帝今天该吃啥，得先看看体质，再看看季节，可不是由着皇帝任性的。

那么，到底什么是食疗呢？打个最简单的比方，西瓜味甘、性寒，

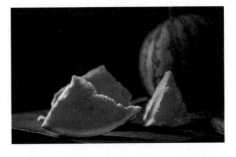

归心、胃、膀胱经，具有清热、解暑、生津、利尿的功效。西瓜可用于暑热引起的口渴烦热、小便短赤、水肿、小便不利以及心火上炎导致的口

疮等。

如果一个患者正在经历湿热的折磨，选择吃西瓜，那就是食疗了。但如果要给本身是胃虚寒者食用，那就不行了，吃西瓜不但不是食疗，反而会起到反作用，很容易就会引起腹泻等症状。

食物四性与体质配对才养生

既然我们知道了什么是药食同源，也知道了什么是食疗，是不是跃跃欲试，要给自己调配一下食疗的配方，调理体质呢？别着急，你要知道，食物都像中药一样，有四性，那么何为四性呢？

四性就是指寒、凉、温、热，不仅是指食物的性质和功效，同时它也可以指导食物的使用和配伍。

那这四性分别都有什么特征呢？

寒性

寒性食物或药食同源的物质具有清热解毒、解暑、泻火通便等功效，常用的有黄芩、金银花、知母等，主要用于咽喉肿痛、脸红目赤、高热等病症。

凉性

凉性食物具有清热除烦、降火的功效，常用的有薄荷、菊花、薏苡仁、罗汉果等，主要用于牙龈肿痛、尿黄便结、口角糜烂等病症。

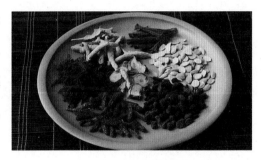

温性

温性食物具有温中补虚、散寒祛湿、通经脉等功效，常见的有红枣、当归、龙眼等，主要用于治疗寒性病症，如胃脘冷痛、面色苍白、四肢厥冷等。

热性

热性的食物具有温中散寒、温经止痛等功效，常见的有干姜、附子、肉桂等，主要用于治疗经闭痛经、胸痹、阳痿、宫冷等病症。

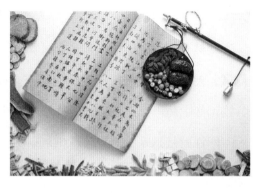

在食疗时，不仅需要考虑到药食的四性，还需要结合具体的病情和体质，进行合理的选择和搭配，以达到最佳的治疗效果。

药食同源的使用原则

药食同源的物质虽然可以作为食品使用，它的性味比较平和，作用也较为持久，关键是安全，但是它也具备中药材该有的药性和功效，所以在使用此类物质的时候，如果能以中医辨证论治理论为指导，再根据患者病症的性质、个体的体质差异、天人相应的整体观念以及因时、因地、因不同人群、因不同致病因素合理选用，就可达到防病治病、养生保健的目的。

接下来，为大家介绍一下药食同源的使用原则。

一、辨证施食的原则

中医学认为，疾病发生发展的全过程是呈动态变化的，一种疾病可以随着病因、体质、年龄、气候、地域或发展阶段等多种因素的变化，表现出来不同的证。所谓辨证施食原则，就是根据不同的病症来选配药食同源物质。

所以，在食疗过程中，药食同源物质的选择配伍应该在辨证施食的原则下进行，比如说虚证适宜用补益之品，实证适宜用祛邪之品，表证适宜用发散之品，里实证适宜用通泻之品，里寒证适宜用温里之品，里热证适宜用清泻之品。

针对某种病在临床上表现出的多种不同的证，在选择药食同源物质的时候也是有差别的。

比如患者出现腹泻，如果属于湿热伤中证，那就适宜用马齿苋、荷叶、葛根等；如果属于食滞胃肠证，那就适宜使用山楂、麦芽、鸡内金、莱菔子等；如果患者是因为脾胃虚弱而引起的腹泻，那就适宜使用白扁豆、茯苓、山药、藿香、砂仁等。总而言之，不管什么病，只有遵循辨证施食的原则，才能调节身体的脏腑功能，促进身体内环境趋向平衡、稳定。

二、辨病施食的原则

一种疾病的发生以及发展变化，在病理和生理上都有其独特的内在规律，尽管在不同人体上和不同的阶段中，证的表现会有差异，但是疾病固有的实质还是存在的，所以食疗调治还得注意到病的特殊性，要辨病施食。比如患者是遗精病，不管呈现什么样的证型，在什么样的阶段，都适宜使用莲子。

食物中所含的成分，通常会决定这种食物对某一种或几种疾病具有特定的作用，所以以辨病施食来指导实践，也具有一定意义。

三、整体性施食的原则

人体作为一个有机的整体，与自然是息息相通的，人体的内在环境与自然环境间也是一个动态的平衡。如果受到内外环境的改变或者外在因素的干扰，破坏了平衡，就可能导致疾病的发生。

比如，天气突然变化，身体突受寒冷，就会导致脏腑功能失调，这时候就应该及时使用驱寒的食物用以维持和促使人体的内外环境保持稳定和平衡。

因时制宜

因时制宜是指食疗应该根据春、夏、秋、冬四季的变化灵活运用，不能一成不变。

根据中医理论，在五脏上春对应肝、夏对应心、长夏对应脾、秋对应肺、冬对应肾；在致病的六淫上，春对应风、夏对应暑、长夏对应湿、秋对应燥、冬对应寒。

在药食同源食疗的具体应用上，也应根据这些具体特点相应变化，以达到顺应自然、防病强身的目的。

春季是万物复苏的季节，阳气开始渐渐升腾。人体的阳气也会随之升发，这时候就容易导致肝气旺盛。由于气温渐渐回升，细菌、病毒也会开始进入繁殖期，所以这时候人体容易患感冒、肺炎等疾病。

在春季，五脏对应肝，所以应该少吃酸性的食物，适当增加甘味的食物以养脾气。食补配方应以升补为主，再适当搭配有清肝功能的药食同源物质，如桑叶、菊花、决明子、蒲公英。

夏季气候炎热，是万物生长最旺盛的季节。这时候暑湿之气就容易乘虚而入，使人体消耗增大。人体由于出汗较多，蛋白质分解也会增加，易导致人体的耐力和抵抗力相应下降，食欲减退。

在夏季，五脏对应心，应该清心祛暑，健脾养胃，养肺气。药食同源配方应该以甘寒、清凉为宜，适量加入清心火之品，如淡竹叶、白茅根。

秋季气候凉爽干燥，炎暑已消，气温变化大，也是旧病容易复发的季节。随着天气的转凉，人们的食欲逐渐提高。

在秋季，五脏对应肺，应少吃辛辣食物，适当增加酸味食物以养肝气。由于天气干燥，食补最好选用平补的药食同源单品配方。如秋燥易出现口干、鼻燥症状，适合选用百合、黄精、石斛等滋润之品。

冬季气候寒冷，万物封蛰，人体阳气也开始潜藏，脏腑功能会相对减退。

在冬季，五脏对应肾，应该减少咸味的摄入，适当增加苦味食物以养心。中医认为，冬季是储藏的季节，有利于人体营养物质的吸收与储藏。因此，冬季是进补的最好时机，如果这时候进补得好，不仅可以改善健康状况，还能促进新陈代谢，强壮身体。

冬季人的食欲增强，食物容易吸收，食补配方可选用味浓、滋腻的药食同源单品。食疗配方也应多选用性味温辛、补肾壮阳之品。

因地制宜

因地制宜就是按照不同的地理气候条件，选择不同的本草食疗方。比如南方潮湿温暖，应该多使用解暑化湿之品；北方寒冷干燥，就应该注重辛温及生津润燥之品的使用。

"七情"混搭，让食疗更出彩

大家都见过中医开的药方，上面由多味药组成，那为什么一个药方需要那么多味药呢？这是因为中药是需要配伍的，为了增强药物的疗效，常常把不同的药物搭配起来应用。

配伍也需要遵循一定的原则。最基本的配伍原则就是单行配伍，相须配伍，相使配伍，相畏配伍，相杀配伍，相恶配伍，相反配伍，这就是中药的"七情配伍理论"。

作为药食同源食疗方，也应该依照药物配伍的"七情"理论。

单行配伍

"单行"是指用单味药食同源，常见的有人参、阿胶等。

相须配伍

同类的药食同源单品相互配伍使用，可以起到相互加强的功效。如百合与莲子配伍使用，可达清心热、养心阴、安神之功效。

相使配伍

一种药食同源单品为主，另一种为辅，使两种药食同源单品配伍后，比原来的功效加强了就是相使配伍。如生姜与红糖配伍使用，温中和胃的红糖可以增强生姜温中散寒的功效。

相畏配伍

一种药食同源单品的不良作用能被另一种药食同源单品减轻或消除。如扁豆中含有的植物血凝素的不良作用能被大蒜减轻或消除。

相杀配伍

一种药食同源单品能减轻或消除另一种药食同源单品的不良作用。就像上面所说的，大蒜能减轻扁豆中植物血凝素的不良作用。

实际上，相畏和相杀是同一配伍关系从不同角度的两种说法。

相恶配伍

一种药食同源单品能减弱另一种单品的功效。如莱菔子能减弱人参的功效。

相反配伍

两种本草素合用，可能产生不良作用，形成了食物的配伍禁忌。如葱白忌蜂蜜等。

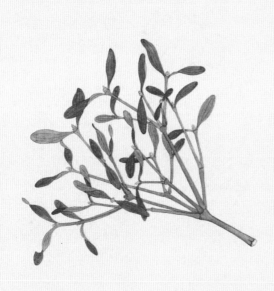

第三章

常见病辨证及食疗配伍

内科常见病

中医内科常见病症由呼吸系统、消化系统、肝胆系统、心血管系统、生殖泌尿系统、内分泌系统、精神及神志系统、神经及运动系统等常见病症组成。接下来，我们对一些常见病进行依次分析及解读。

感冒

感冒可以说是我们日常生活中最常见的病症了。

正在读这本书的您有没有感冒过呢？答案肯定是有的。但是你有没有仔细体会观察过，每次感冒的体感和症状都一样吗？肯定是不一样的。

为什么呢？

因为感冒的类型不一样，症状表现也不一样。下面，我们就一一来对照辨识。

在临床上，感冒可大体分为风寒感冒、风热感冒、暑湿感冒、阴虚感冒、气虚感冒五种。

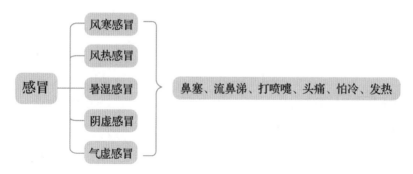

感冒的种类及共同症状

　　五种感冒的共同症状就是鼻塞、流鼻涕、打喷嚏、头痛、怕冷和发热。

风寒感冒

* **症状**

  怕冷明显，发热较轻，无汗，头痛，肢体酸楚，严重时会感觉肢体疼痛，鼻塞声重，打喷嚏，流清鼻涕，咽喉感觉痒，咳嗽，痰白稀薄。

* **舌象**

  舌苔薄白，脉浮或浮紧。

* **治法**

  辛温解表，宣肺散寒。

* **药食同源方**

  生姜、紫苏、白芷、香薷、大枣、甘草；消化不良加山楂、麦芽；咳嗽加桔梗、杏仁。研粉冲服或加水煮食均可。

风热感冒

* **症状**

  身体发热比较明显，怕风，虽然有汗但是感觉出汗不畅快，咽喉干，严重时会出现咽喉痛，鼻塞，流黄色黏稠鼻涕，头胀痛，咳嗽，咳出来的痰发黏或者颜色黄，口干老想喝水。

* **舌象**

  舌尖红，舌苔薄白干或薄黄，脉浮数。

* **治法**

  辛凉解表，疏风清热。

* **药食同源方**

  桑叶、菊花、蒲公英、薄荷、甘草；发热加葛根、淡豆豉；咳嗽有痰加杏仁、桔梗、昆布、罗汉果。研粉冲服或加水煮食均可。

暑湿感冒

* **症状**

发热，怕风，身热不扬（身体有热，但体表温度并没有明显升高，把手放在皮肤上面过一段时间以后就会感觉到热，甚至会有烫手的感觉），有汗，但出汗不畅快，四肢、身体困重或酸痛，头很重像裹着东西，胃脘部饱胀，满闷不舒，消化不良，鼻塞，流浊鼻涕，心烦口渴，大便时长且不成形，小便黄、少、热。

* **舌象**

舌苔白腻或黄腻，脉濡数。

* **药食同源方**

金银花、栀子、荷叶、紫苏、薄荷。消化不良加山楂、麦芽。发热加香薷。研粉冲服或加水煮食均可。

阴虚感冒

* **症状**

身热，怕风怕寒，有时会不出汗，有时微微出汗，有时盗汗（睡着出汗），干咳少痰，头目发昏，心烦口渴。

* **舌象**

舌红少苔，脉细数。

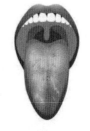

* **治法**

滋阴解表。

* **药食同源方**

百合、黄精、枸杞、黑芝麻、桑葚，以资汗源；甘草、大枣甘润和中；淡豆豉、薄荷、紫苏、桔梗疏表散邪；金银花、肉桂交通心肾，引火归元。食欲不振加山楂、麦芽。研粉冲服或加水煮食均可。

气虚感冒

* **症状**

怕冷比较明显，有时伴发热，鼻塞，流鼻涕，气短，没力气，经常出汗，活动后更明显，咳嗽，痰白，特别是在咳痰的时候会明显感觉无力。平时不感冒的时候也容易觉得疲惫，或者易患感冒。

* **舌象**

舌淡苔薄白，脉浮无力。

* **治法**

益气解表，调和营卫。

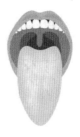

* **药食同源方**

五指毛桃、人参、白扁豆、甘草、茯苓补气扶正以祛邪；生姜、紫苏疏风解表；陈皮、桔梗、杏仁、紫苏子宣肺化痰止咳。如畏寒明显，四肢欠温，加益智仁、丁香、肉桂。研粉冲服或加水煮食均可。

咳嗽

咳嗽跟感冒一样，症状表现不一样，咳嗽的类型也不一样。一名有经验的大夫，仅单独听咳嗽的声音，大体就能辨别出咳嗽的原因了。

下面，让我们就将咳嗽一一拆析，依次对照辨识。

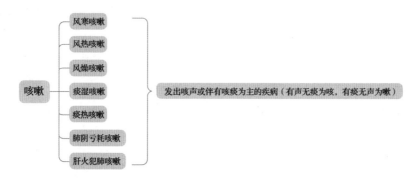

咳嗽	风寒咳嗽
	风热咳嗽
	风燥咳嗽
	痰湿咳嗽
	痰热咳嗽
	肺阴亏耗咳嗽
	肝火犯肺咳嗽

发出咳声或伴有咳痰为主的疾病（有声无痰为咳，有痰无声为嗽）

风寒咳嗽

* **症状**

  患者咳嗽时声音比较重，喘气比较急，咽喉发痒，痰色白质稀，通常还伴有鼻塞，流清涕，头痛，四肢酸痛，怕冷发热，无汗等症状。

* **舌象**

  舌苔薄白，脉浮或浮紧。

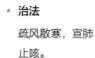

* **治法**

  疏风散寒，宣肺止咳。

* **药食同源方**

  生姜、紫苏、藿香、砂仁、陈皮、茯苓、紫苏子、甘草。研粉冲服或加水煮食均可。

风热咳嗽

* **症状**

  咳嗽频率高且剧烈，喘气声粗或者咳声嘶哑，喉燥咽痛，痰不易咳出，痰黏稠或痰色发黄，时常伴有流黄鼻涕，口渴，头痛，怕风，发烧等症状。

* **舌象**

  舌红，苔薄黄，脉浮数或浮滑。

* **治法**

  疏风清热，宣肺止咳。

* **药食同源方**

  桑叶、菊花、金银花、栀子、桔梗、杏仁、昆布、罗汉果、鱼腥草、甘草。研粉冲服或加水煮食均可。

风燥咳嗽

* **症状**

  时常表现为干咳，无痰或痰少黏腻，不容易咳出来，有的痰中带有血丝，咽喉又干又痛，口鼻干燥。有的患者在刚开始时会伴有轻微的怕冷，发热，头痛。

* **舌象**

  舌尖红，苔薄白或薄黄而干，脉浮数或小数。

  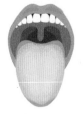

* **药食同源方**

  桑叶、菊花、桔梗、杏仁、百合、黄精、甘草、罗汉果。研粉冲服或加水煮食均可。

痰湿咳嗽

* **症状**

  咳嗽反复发作，咳嗽声重浊。大多是因为有痰发生咳嗽，痰出来后咳嗽就会减缓，痰多色白，痰黏腻或者稠厚成块，早上起床或者吃饭后咳嗽痰多会更明显，患者会感觉胸闷脘痞，食欲差，大便稀溏不成形。

* **舌象**

  舌苔白腻，脉濡滑。

* **药食同源方**

  生姜、紫苏、紫苏子、莱菔子、黄芥子、甘草。研粉冲服或加水煮食均可。

痰热咳嗽

* **症状**

  咳嗽伴随气粗，能听到患者喉咙中有痰声，痰多色黄，痰质稠或黏厚，咳吐不爽快。有的患者的痰会伴有热腥味，有的患者的痰中会夹有血丝，胸胁部有胀满的感觉，咳嗽的时候胸胁部会伴随痛感，时常会表现为面红，发烧，口干老想喝水。

* **舌象**

  舌红，苔黄腻，脉滑数。

* **药食同源方**

  金银花、栀子、鱼腥草、菊苣、桔梗、杏仁、昆布、罗汉果、甘草。研粉冲服或加水煮食均可。

肺阴亏耗咳嗽

* **症状**

  咳嗽的时候是干咳，咳嗽声音短促，痰比较少、质黏色白，有的患者的痰中会带有血丝，或者声音渐渐嘶哑，口干咽燥，每当午后会感觉潮热，颧红。睡觉时会有盗汗的现象，平日神疲乏力。

* **舌象**

  舌红少苔，脉细数。

  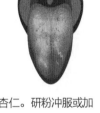

* **药食同源方**

  黄精、枸杞、桑葚、黑芝麻、百合、甘草、桔梗、罗汉果、杏仁。研粉冲服或加水煮食均可。

肝火犯肺咳嗽

* **症状**

  患者会感觉气往上逆，忍不住咳嗽，咳嗽的时候面红目赤，胸胁会
  有痛感，咽干口苦，常感到痰滞咽喉而咳之难出，痰量少质黏，或
  痰如絮条状，症状有时会伴随情绪的波动而加重。

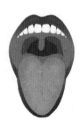

* **舌象**

  舌红，苔薄黄少津，脉弦数。

* **治法**

  清肺泻肝，化痰止咳。

* **药食同源方**

  香橼、玫瑰、昆布、桑叶、菊花、决明子、佛手、甘草、桔梗、罗汉果、杏仁。研粉冲服
  或加水煮食均可。

发热

有很多家长总是谈发热色变。孩子感冒咳嗽，家长都能沉得住气，唯独发热，家长就会乱了阵脚。

在日常生活中，总会听到这样的说法：某某孩子发热"烧"成肺炎了，"烧"成大脑炎了……

其实这些说法是不正确的。

发热，作为人体一种正常的免疫过程，并不是一种单独的病，而是一种症状。

本不该把发烧拿出来单独作为一个小节论处的，但是鉴于发热这种症状比较常见，而且经常造成家长的恐惧心理。在这里，我们还是将发热这种症状分析一下。

发热可有壮热、低热、潮热等不同的证候。

壮热是指身体发热，热势壮盛，扪之烙手，有的患者会伴随恶热烦渴的症状，如果体温（腋温）高于39℃就属高热范畴。

低热是指身体自觉发热，但体温并不是很高，体温一般在37.5～38℃。

潮热是指身体的温度起伏有固定时间，就像大海的潮汛一般。

温热炽盛

* **症状**

  患者高热，体温（腋温）高于39℃，头痛，面红气粗，大汗，烦躁口渴，严重者可出现神昏说胡话的症状，有的患者皮肤表面会透出斑疹。

* **舌象**

  舌质红或绛，苔黄，脉洪大。

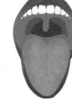

* **治法**

  清气凉营。

* **药食同源方**

  金银花、栀子、蒲公英、淡竹叶、白茅根、马齿苋、菊苣、决明子、桔梗、葛根、淡豆豉、甘草。如果患者大便秘结，加火麻仁、郁李仁、杏仁、蜂蜜。加葛根、淡豆豉，可解肌退热。研粉冲服或加水煮食均可。

邪郁少阳

* **症状**

  患者寒热反复，一会儿发热，一会儿感觉怕冷，胸口两胁胀满，自觉嘴巴发苦，咽喉发干，时时恶心想吐，心烦，食欲不振，有的会有目眩症状。

* **舌象**

  舌边红，苔薄白或者黄，脉弦数。

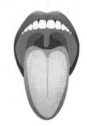

* **治法**

  疏解少阳。

* **药食同源方**

  桑叶、菊花、决明子、薄荷、生姜、大枣、甘草。如果患者食欲不振、消化不良，加山楂、麦芽、鸡内金、藿香；如果患者小便短赤，加淡竹叶、白茅根。加葛根、淡豆豉可解肌退热。研粉冲服或加水煮食均可。

胃肠积热

* **症状**

  患者日晡潮热，一般多在下午3~5点，也就是我们常说的申时，出现发热，或者体温上升，这种现象通常会发生在阳明腑实证的患者身上，也称为阳明潮热。由于胃肠燥热内结，阳明经气旺于申时，正邪斗争激烈，所以患者会在这个时候发烧，或者发热的症状加重。患者通常感觉腹胀不能按压，呕吐，呕吐物酸腐，大便秘结，小便少、黄、热，情绪烦躁不安。

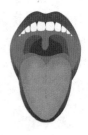

* **舌象**

  舌质红，苔黄燥，脉沉大。

* **治法**

  通腑泄热。

* **药食同源方**

菊苣、荷叶、决明子、马齿苋、火麻仁、郁李仁、杏仁、葛根、淡豆豉、甘草。其中，葛根、淡豆豉可解肌退热。研粉冲服或加水煮食均可。

阴虚发热

* **症状**

患者通常在午后出现潮热症状，有的患者会在晚上发热，热到不喜欢穿衣服，手足心热，烦躁，失眠多梦，盗汗，口干咽燥。

* **舌象**

舌质红，有的患者舌体会有裂纹，舌苔少或者没有舌苔，脉细数。

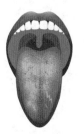

* **治法**

滋阴清热。

* **药食同源方**

枸杞、桑葚、阿胶滋阴养血；金银花、栀子、淡竹叶清热除烦；肉桂引火归元；乌梅敛阴。如果患者盗汗明显，加牡蛎；如果患者失眠明显，加酸枣仁、茯苓养心安神；如果患者气虚可见头晕气短、体倦乏力，加人参、五指毛桃、白扁豆。加葛根、淡豆豉，可解肌退热。研粉冲服或加水煮食均可。

血虚发热

* **症状**

患者发热，但大多数是低热，平时头晕眼花，身体倦怠乏力，心悸不宁，面色发白、不红润，口唇和指甲的颜色淡白。

* **舌象**

舌质色淡，脉细弱。

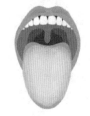

* **治法**

益气养血。

* **药食同源方**

黄芪、人参、白扁豆、甘草益气健脾；阿胶补血养血；藿香、砂仁理气醒脾；生姜、大枣调和脾胃，以资化源；香薷退热。研粉冲服或加水煮食均可。

阳虚发热

* **症状**

  患者发热却想穿衣服，身体怕冷，手脚温度低，懒言少语，头昏，喜欢躺卧，平时腰膝酸软，食欲不振，大便稀溏，面色白。

* **舌象**

  舌质色淡舌形胖，有的患者舌体有齿痕，苔白润，脉沉细无力。

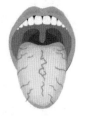

* **治法**

  温补阳气，引火归原。

* **药食同源方**

  生姜、益智仁、丁香、肉桂温补阳气；枸杞、桑葚补养肝肾；白扁豆、山药、茯苓补肾健脾；薏苡仁清泻肝肾；香薷退热。研粉冲服或加水煮食均可。

气郁发热

* **症状**

  一般情况为低热或潮热，体温时常随情绪波动而起伏，精神抑郁，心情不舒畅，烦躁易怒。两胁肋胀满，自觉口干口苦，食欲不振。

* **舌象**

  舌质红，舌苔黄，脉弦数。

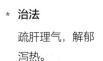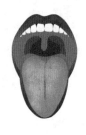

* **治法**

  疏肝理气，解郁泻热。

* **药食同源方**

  桑叶、菊花、蒲公英、栀子清肝泄热；玫瑰、佛手、香橼、薄荷疏肝解热；白扁豆、山药、茯苓、甘草培补脾土；葛根、淡豆豉解肌退热。研粉冲服或加水煮食均可。

痰湿郁热

* **症状**

  患者在午后发热会更明显，自觉心内烦热，胸脘满闷，食欲不振，口渴但不想喝水，时常恶心，有的患者甚至呕吐，大便稀薄或黏腻不爽。

* **舌象**

  舌苔白腻或黄腻，脉濡数。

* **治法**

  燥湿化痰，清热和中。

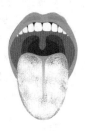

* **药食同源方**

  藿香、砂仁、陈皮、茯苓燥湿化痰；菊苣、荷叶、决明子、马齿苋、赤小豆清热利湿；金银花、栀子清热除烦；葛根、淡豆豉解肌退热。研粉冲服或加水煮食均可。

血瘀发热

* **症状**

  患者一般是在午后或夜晚发热，有的患者会自觉身体某些部位发热，口燥咽干，但还不想多喝水，四肢或身上有固定的疼痛点或者肿块，面色发黄或晦暗。

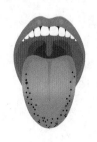

* **舌象**

  舌质青紫或有瘀点、瘀斑，脉弦或涩。

* **治法**

  活血化瘀。

* **药食同源方**

  玫瑰、山楂、阿胶养血活血；桃仁、红花活血祛瘀；佛手、香橼、薤白、昆布调畅气机；葛根、淡豆豉解肌退热。研粉冲服或加水煮食均可。

头痛

头痛像感冒一样，也很常见。

头痛既可以单独出现，也会伴随其他疾病出现。

头痛在中医学中还被称为"头风"，是患者自己感觉头部疼痛为主要症状的疾病。

接下来，让我们一起看看头痛都有哪些类型吧。

风寒头痛

* **症状**

  感觉头痛甚至会牵动脖子和背部，有的患者会出现拘急收紧感，经常伴随怕风怕冷，遇到风的时候，感觉头痛更剧烈，喜欢戴帽子。

* **舌象**

  舌质淡红，苔薄白，脉浮或浮而紧。

* **治法**

  疏风、散寒、止痛。

* **药食同源方**

  白芷，活血通窍，祛风止痛；生姜、紫苏、香薷疏风解表，散寒之痛；薄荷清利头目。研粉冲服或加水煮食均可。

风热头痛

* **症状**

  头胀痛，严重时感觉头胀得像要裂开一样，有的患者会伴随发热或者怕风，面红，眼睛红赤，老感觉口渴想喝水，大便秘结，小便黄、少、气味大。

* **舌象**

  舌尖红，舌苔薄黄，脉浮数。

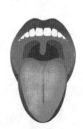

* **治法**

  疏风清热、和络。

* **药食同源方**

  菊花、桑叶、薄荷辛凉微寒，轻清上浮，疏散风热，通窍止痛；白芷散风通窍而止头痛；金银花、栀子、蒲公英清热和络。如果流浊鼻涕，鼻根及鼻旁疼痛，加鱼腥草、藿香、砂仁、茯苓，可清热散风除湿，通利鼻窍。研粉冲服或加水煮食均可。

风湿头痛

* **症状**

  头像被东西裹住了一样痛，四肢感觉困重，胸闷，消化不良，小便不畅快。

* **舌象**

  舌质淡，苔白腻，脉濡。

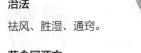

* **治法**

  祛风、胜湿、通窍。

* **药食同源方**

  生姜、紫苏、藿香、砂仁、陈皮、茯苓、白芷醒脾除湿，散寒止痛；纳呆食少者，加山楂、麦芽、鸡内金以健脾助运；小便短少，加薏苡仁、淡竹叶以淡渗利湿。研粉冲服或加水煮食均可。

肝阳头痛

* **症状**

  头两侧胀痛为主，且伴有目眩，患者时常心烦易怒，面红，感觉口苦，有的患者会伴有两胁痛。

* **舌象**

  舌质红，舌苔薄黄，脉弦数。

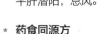

* **治法**

  平肝潜阳，息风。

* **药食同源方**

  桑叶、菊花、蒲公英、决明子、薄荷平肝潜阳息风；金银花、栀子清泻肝火。研粉冲服或加水煮食均可。

血虚头痛

* **症状**

  患者感觉头痛伴随头晕，时常感觉心中悸动，容易疲惫，身上无力，面色、唇色、指甲发白。

* **舌象**

  舌质淡白，苔薄白，脉细弱。

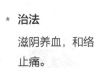

* **治法**

  滋阴养血，和络止痛。

* **药食同源方**

  生姜、阿胶、大枣养血滋阴；桑叶、菊花、薄荷清利头目；酸枣仁养心安神；白芷止头痛。研粉冲服或加水煮食均可。

气虚头痛

* **症状**

  头隐隐作痛，时好时坏，劳累时会加重，消化不良，饮食减少，身体容易疲倦，四肢无力，气短，容易出汗。

* **舌象**

  舌质淡，苔薄白，脉细弱。

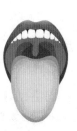

* **治法**

  健脾、益气、升清。

* **药食同源方**

  人参、五指毛桃、白扁豆、山药、甘草健脾益气；葛根引清气上升；白芷、薄荷清利头目、止头痛。畏寒怕冷，手足欠温，加益智仁、丁香、肉桂等温阳通络。研粉冲服或加水煮食均可。

痰浊头痛

* **症状**

  头痛昏蒙沉重，时常感觉胸闷，脘腹部胀满，消化不良有时伴恶心。

* **舌象**

  舌质淡，苔白腻，脉滑或弦滑。

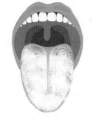

* **治法**

  健脾燥湿，化痰降逆。

* **药食同源方**

  藿香、砂仁、陈皮、茯苓和中化痰；白扁豆、鸡内金健脾化湿；白芷、薄荷、决明子平肝息风、止痛。如果患者口苦，大便不畅，舌苔黄腻，加菊苣、荷叶、马齿苋。研粉冲服或加水煮食均可。

肾虚头痛

* **症状**

  感觉头空空地痛，眩晕耳鸣，腰膝酸软，容易疲惫，四肢无力，失眠健忘。男性患者容易伴有遗精的症状，女性患者容易伴有带下过多或带下清稀的症状。

* **舌象**

  舌质红，苔少，脉细无力。

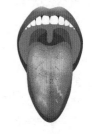

* **治疗**

  肾精亏虚，髓海不足，脑窍失充。

* **药食同源方**

  枸杞、桑葚、黑芝麻可滋肾填精、补益肝肾；山药、人参、五指毛桃、白扁豆补益气血。若头痛而晕，面颊红赤，潮热汗出，去人参，加金银花、栀子、肉桂可滋阴泻火；畏寒怕冷，四肢不温，腰膝酸软，舌淡苔白，脉沉细者，加益智仁、丁香、肉桂、干姜可温肾助阳。研粉冲服或加水煮食均可。

瘀血头痛

* **症状**

  头痛日久，经久不愈，而且痛一直都在一个地方，位置不变。痛的时候像像拿着锥子刺一样，有的患者有过头部外伤。

* **舌象**

  舌质紫暗，可见瘀斑、瘀点，苔薄白，脉细或细涩。

* **治法**

  活血化瘀，通窍止痛。

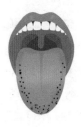

* **药食同源方**

玫瑰、桃仁、红花、山楂可活血化瘀、止痛；阿胶活血养血；生姜、紫苏、白芷、薄荷、可辛散通窍、止痛；桔梗引药上行。如果患者久痛不已，神疲乏力，少气懒言，脉细弱无力，加黄芪、五指毛桃、白扁豆以补气、助血运；如果患者畏寒明显，加益智仁、干姜、丁香、肉桂等温经散寒。研粉冲服或加水煮食均可。

胃痛

人吃五谷杂粮，哪有不病之理？

五谷杂粮从口而入，因为饮食不当，最先引起不适的就是胃部。

胃痛，又称胃脘痛，是以胃脘部靠近心窝的地方疼痛为主要症状的疾病。

接下来，让我们一起看看，胃痛都有哪些类型吧。

寒邪客胃

* **症状**

胃部突发疼痛，通常是因为吃了寒凉的食物或受了寒凉而引起。疼的时候胃部拘紧冷痛，喝点热水、汤饭或热敷可得到缓解，吃凉东西或者受凉会加重。患者常喜欢热饮。

* **舌象**

舌苔薄白，脉弦紧。

* **治法**

温胃散寒，理气止痛。

* **药食同源方**

干姜、紫苏、砂仁、肉桂温胃散寒；陈皮、佛手、玫瑰行气止痛。研粉冲服或加水煮食均可。

饮食伤胃

* **症状**

胃脘部疼痛，感觉胃部胀满，不能按，越按越痛，打饱嗝反酸水，有的患者会呕吐出不消化的食物，呕吐物有腐臭味，吐后胃痛减轻；食欲不振，大便不畅快，排气或排便后会感觉胃痛减轻，发病前通常有暴饮暴食的病史。

* **舌象**

舌苔厚腻，脉滑。

* **治法**

消食导滞，和中止痛。

* **药食同源方**

山楂、麦芽、鸡内金、莱菔子消食导滞；茯苓、陈皮和胃化湿；金银花、栀子散结清热。胃脘胀痛伴随便秘，加火麻仁、郁李仁。研粉冲服或加水煮食均可。

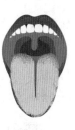

肝气犯胃

* **症状**

  胃脘部胀痛，有的患者感觉疼痛部位会转移，游走性痛，痛的时候牵引背部和两胁，如果遇到情绪波动会诱发疼痛或导致疼痛加重，打嗝、排气后疼痛会减轻，胸闷，喜欢叹气，大便不畅。

* **舌象**

  舌紫苔薄白，脉弦。

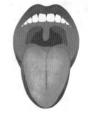

* **治法**

  疏肝理气，和胃止痛。

* **药食同源方**

  玫瑰、佛手、香橼、昆布、陈皮散郁和中；甘草缓急止痛；如果嗳气比较频繁，加紫苏子、莱菔子等和胃降逆；如果胃部泛酸，加牡蛎。研粉冲服或加水煮食均可。

肝胃郁热

* **症状**

  胃脘部有灼热感且伴疼痛，发病时烦躁易怒，烦热不安，两胁胀闷不舒服，胃部泛酸嘈杂，口干、口苦。

* **舌象**

  舌质红，苔黄，脉弦或数。

* **治法**

  疏肝泻热，和胃止痛。

* **药食同源方**

  桑叶、菊花、决明子、蒲公英清泻肝火；甘草柔肝止痛；佛手、陈皮疏肝和胃；金银花、栀子清泻郁热；菊苣、荷叶泻火和胃。如果患者胸胁胀满，烦躁易怒明显，加玫瑰、香橼、薄荷疏肝理气。研粉冲服或加水煮食均可。

湿热中阻

* **症状**

  胃脘部灼热疼痛，胃部泛酸嘈杂，胃脘部痞满腹胀，胃口不佳，泛恶心。口渴还不想喝水，小便黄，大便不畅快。

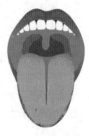

* **舌象**

  舌质红，苔黄腻，脉滑数。

* **治法**

  清化热湿，理气和胃。

* **药食同源方**

  金银花、栀子清热燥湿；陈皮、茯苓祛湿健脾；甘草理气和中。如果患者湿重于热，加藿香、砂仁、薏苡仁；如果患者热重于湿，加蒲公英、菊苣、荷叶、决明子；如果患者伴有恶心呕吐，加紫苏子、莱菔子和胃降逆。研粉冲服或加水煮食均可。

瘀血停滞

* **症状**

  胃脘部如针刺般疼痛，痛的地方固定，用手按上去会感觉更疼，疼痛日久，经常复发，吃东西后疼痛会加剧，犯病时晚上会比白天疼痛感要强，严重者还会出现大便发黑或吐血的症状。

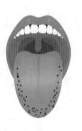

* **舌象**

  舌质紫暗，有的患者舌头上面会有瘀斑、瘀点，脉涩。

* **治法**

  化瘀通络，理气和胃。

* **药食同源方**

  玫瑰、桃仁、山楂、红花化瘀定痛；陈皮、砂仁理气和胃、止痛。研粉冲服或加水煮食均可。

脾胃虚寒

* **症状**

  胃脘部隐隐作痛，绵绵不休。空腹时痛感更明显，吃东西后疼痛能得到缓解，喜欢吃温热的食物，按压胃部能减轻疼痛。劳累或受凉会引发胃痛或疼痛加重，泛吐清水，食欲不振，大便经常稀溏不成形，平时容易疲倦，四肢偏凉。

* **舌象**

  舌质色淡，苔白，脉虚缓无力。

* **治法**

  温中健脾，和胃止痛。

* **药食同源方**

  五指毛桃、山药、白扁豆补气健脾；生姜、砂仁温胃散寒；大枣、甘草缓急止痛。如果患者泛吐酸水，加牡蛎制酸止痛；如果患者泛吐清水多，或者胃中有振水音，加干姜、陈皮、茯苓通阳化饮。研粉冲服或加水煮食均可。

胃阴不足

* **症状**

  胃脘部隐隐灼痛，有时感觉饥饿，有些患者的症状是感觉饿但还不想进食，口干咽燥，大便干结。

* **舌象**

  舌质红，偏干燥缺少津液，有的患者舌面光剥无舌苔，脉弦细无力。

* **治法**

  养阴益胃，和中止痛。

* **药食同源方**

  黄精、玉竹、石斛甘凉以滋养胃阴；佛手、玫瑰、香橼调气止痛。如患者胃酸明显减少，加乌梅、鸡内金等；如果患者胃痛明显，加甘草缓急止痛；胃脘胀痛明显且伴有气滞者，加紫苏子、莱菔子；热结便秘者，加火麻仁、蒲公英。研粉冲服或加水煮食均可。

便秘

便秘是以大便排出困难，或排便周期延长，或周期不长，但粪质干结，排出艰难，或粪质不硬，虽频有便意，但排便不畅为主要症状的疾病。

西医学中的功能性便秘、肠易激综合征、药物性便秘以及内分泌及代谢性疾病等过程中以便秘为主症的均属本病的范围。

中医学中，将便秘分为实秘和虚秘。

如何快速辨别实秘和虚秘呢？简单地说，人体因气虚、血虚、阳虚、阴虚引起的便秘，称为虚秘；人体在气、血、阴、阳都不虚的时候发生的便秘，称为实秘。

实秘——热秘

* **症状**

大便干结，有的患者的大便甚至会干结到呈"羊粪蛋"的样子。时常伴随腹胀或者腹痛，口干口臭，面红心烦，有时会伴有身热，小便黄、少、热、气味大。

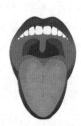

* **舌象**	* **治法**
舌质红，舌苔黄燥，脉滑数。	泻热导滞，润肠通便。

* **药食同源方**

金银花、栀子、菊苣、荷叶、决明子、马齿苋通腑泄热；火麻仁、杏仁、蜂蜜润肠通便；黑芝麻养阴和营。如果患者口干舌燥，加生百合、黄精以滋阴生津，增水行舟；如果患者咳喘便秘，加鱼腥草、紫苏子、莱菔子清肺降气以通便。研粉冲服或加水煮食均可。

实秘——气秘

* **症状**

便秘，有的患者大便干结，有的患者大便不干，但是都有一个共同点，就是有便意但排不出，或者是虽然大便了，但总感觉没排干净，肠鸣音大，有排气，同时伴随频繁打嗝，两胁及腹部满闷胀痛。有的患者会随情绪波动有症状加重的情况。

* **舌象**

舌局部或全身青紫，舌苔薄腻，脉弦。

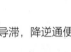

* **治法**

顺气导滞，降逆通便。

* **药食同源方**

玫瑰、佛手、香橼、昆布、薤白、陈皮疏肝理气。火麻仁、杏仁、蜂蜜润肠通便。如果患者气郁化火，便秘腹痛，舌红苔黄，加金银花、栀子、决明子等。研粉冲服或加水煮食均可。

实秘——冷秘

* **症状**

便秘，大便艰涩不畅，腹部感觉冷痛拘急，腹部胀满，不能按压，越按压越痛，患者同时会伴有手脚凉，有的患者会伴有恶心或呕吐。

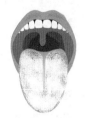

* **舌象**

舌苔白腻，脉弦紧。

* **治法**

温里散寒，通便止痛。

* **药食同源方**

干姜、益智仁、丁香、肉桂可温里散寒、止痛，火麻仁、杏仁、蜂蜜清理肠道、消积滞。如果患者腹痛明显，加紫苏子、莱菔子、佛手、玫瑰、甘草理气导滞。研粉冲服或加水煮食均可。

虚秘——气虚秘

* **症状**

便秘，有的患者大便干燥，有的患者大便不干，有便意，但排出困难，用力排便就会出现汗出气短；排便后感觉乏力，面白没精神，体质倦怠，甚至懒得讲话。

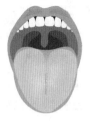

* **舌象**

舌质淡白，苔白，脉弱。

* **治法**

补脾益肺，润肠通便。

* **药食同源方**

黄芪、五指毛桃补脾肺之气；火麻仁、蜂蜜润肠通便；陈皮理气。如果患者出现排便困难，腹部坠胀，可加葛根益气举陷；如果患者脘腹部胀满，大便稀溏，食欲不振，舌苔白腻，可加藿香、砂仁、白扁豆。研粉冲服或加水煮食均可。

虚秘——血虚秘

* **症状**

  患者除了大便干结外，还伴随面色白，不红润，皮肤干燥，头晕目眩，有的患者还会伴随心悸气短，健忘失眠，口唇颜色淡白。

* **舌象**

  舌质颜色淡白，舌苔少，脉细。

* **治法**

  养血滋阴，润燥通便。

* **药食同源方**

  阿胶、大枣、枸杞滋阴养血；火麻仁、郁李仁、杏仁、桃仁润肠通便；紫苏子、莱菔子引气下行。如果患者大便干结像羊粪，加蜂蜜、黑芝麻润燥通便；如果患者气短乏力，排便无力，加黄芪、人参、白扁豆益气通便。研粉冲服或加水煮食均可。

虚秘——阴虚秘

* **症状**

  患者便秘，大便干结，同时伴随身体消瘦，头晕耳鸣，两颧骨红赤，心烦失眠，潮热盗汗，腰膝酸软。

* **舌象**

  舌质红，舌苔少，脉细数。

* **治法**

  滋阴增液，润肠通便。

* **药食同源方**

  黄精、玉竹、石斛滋阴生津；火麻仁、郁李仁、杏仁、蜂蜜润肠通便。如果患者口干面红，心烦盗汗，加金银花、栀子、枸杞、桑葚养阴清热。研粉冲服或加水煮食均可。

虚秘——阳虚秘

* **症状**

  有的患者大便干燥，有的患者不干，但排出困难。小便颜色清白且多，面色白，手脚凉，感觉腹中冷，有时伴随腹痛，腰膝酸冷。

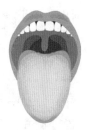

* **舌象**

  舌质淡，舌苔白，脉沉迟。

* **治法**

  补肾温阳，润肠通便。

* **药食同源方**

  干姜、益智仁、丁香、肉桂温补肾阳，润肠通便；阿胶、大枣养血润肠；葛根升清降浊；莱菔子宽肠下气。如果患者神疲乏力，食欲不振，加黄芪、五指毛桃、白扁豆温补脾胃。研粉冲服或加水煮食均可。

泄泻

善于观察的读者会发现，腹泻和腹泻是不一样的。

有时大便的气味不一样，有时大便的颜色不一样，有时大便的性状不一样。

有时虽然腹泻，但如果如厕不方便，多少还能忍一会；有的腹泻却是一分钟都难耐。

这是为什么呢？

接下来，让我们一起来认识和辨别腹泻这个病。

在中医学中，将以腹泻、便溏为主要表现的疾病称为泄泻。泄泻的主要症状是以排便次数增多、粪便稀溏，甚至泻出水样排泄物。西医学里的急慢性肠炎、消化不良、肠易激综合征、功能性腹泻等以泄泻为主要症状的病症也属此类。

泄泻可分为暴泻和久泻，前者是以突发腹痛、腹泻为主要表现的危急重证，后者是反复发作，久泻不愈的泄泻。

暴泻——寒湿内盛

* 症状

大便清稀，有的会出现水样便，有时会出现泡沫状。大便没有太大气味，有时有腥味。脘腹部感觉闷，进食减少，腹痛，肠鸣音大，有的患者还会伴有怕冷，发热，头痛，肢体酸痛等症状。

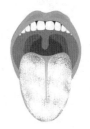

* 舌象

舌苔白或白腻，脉濡缓。

* 治法

芳香化湿，疏表散寒。

* **药食同源方**

  生姜、藿香辛温散寒，芳香化湿；砂仁、陈皮、茯苓健脾除湿；佛手、香橼、莱菔子理气消满，疏利气机；紫苏、白芷解表散寒。研粉冲服或加水煮食均可。

暴泻——湿热中阻

* **症状**

  腹泻时会有腹痛感，泻时会感觉急迫不可耐，有的患者会感觉虽然腹泻，但泻的不爽快，大便颜色黄褐、气味臭秽，肛门有灼热感；心中烦热，感觉口渴，小便少且黄。

* **舌象**

  舌质红，苔黄腻，脉滑数或濡数。

* **治法**

  清热利湿，分消止泻。

* **药食同源方**

  葛根解表清热，升清止泻；金银花、栀子、马齿苋苦寒清热利湿；蒲公英可助清热；茯苓、薏苡仁增强利湿。如果患者湿重于热，胸腹满闷，口不渴，或者渴还不想喝，舌苔微黄厚腻，加菊苣、荷叶。如果患者伴随积滞，加山楂、麦芽、鸡内金。研粉冲服或加水煮食均可。

暴泻——食滞肠胃

* **症状**

  腹泻时会伴随腹痛肠鸣，泻下的粪便味像放坏了的鸡蛋一样；泻后痛感减轻，脘腹部胀满，打嗝带着酸臭味，不思饮食。

* **舌象**

  舌苔垢浊或厚腻，脉滑。

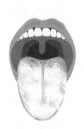

* **治法**

  消食导滞，和中止泻。

* **药食同源方**

  山楂、麦芽、鸡内金、莱菔子消导食滞，宽中除满；陈皮、砂仁、茯苓和胃祛湿；金银花、栀子、菊苣消食滞之郁热。研粉冲服或加水煮食均可。

久泻——肝气乘脾

* **症状**

  肠鸣音明显，腹痛会伴随腹泻，腹泻后腹痛会随即缓解，每当遇到抑郁恼怒，或者情绪紧张时就会引发泄泻。患者平时会伴有胸胁胀闷、嗳气食少、腹痛攻窜、肠鸣音重、排气增多等症状。

* **舌象**

  舌淡红，局部或全舌出现青色或紫色，脉弦。

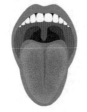

* **治法**

  抑肝扶脾。

* **药食同源方**

  玫瑰、佛手、香橼、陈皮、薄荷疏肝解郁，理气和中。白扁豆、白术、茯苓、山楂、麦芽、鸡内金化湿健脾；甘草和中。研粉冲服或加水煮食均可。

久泻——脾胃虚弱

* **症状**

  有时稀溏，有时泄泻，反复迁延不愈，吃了油腻的食物，就会出现大便溏稀，大便次数增加，有时大便会夹杂不消化的食物；有的患者食欲不振、消化不良，胃脘满闷不舒服，面色黄、黑，倦怠乏力。

* **舌象**

  舌质淡，苔白，脉细弱。

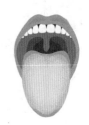

* **治法**

  健脾益气，化湿止泻。

* **药食同源方**

  人参、茯苓、山药、甘草平补脾胃之气；白扁豆、薏苡仁、莲子既可和胃、理气、健脾，又能渗湿而止泻，标本兼顾；藿香、砂仁、陈皮芳香醒脾，促进中焦运化，畅通气机。研粉冲服或加水煮食均可。

久泻——肾阳虚衰

* **症状**

  每当黎明前就会腹部作痛、肠鸣，随即腹泻，腹泻后腹痛就会减轻，大便会夹杂未消化的食物，腹部局部热敷后会感觉舒服，用手按压疼痛处感觉疼痛减轻。自觉身体寒冷，手脚凉，有的患者会有明显的腰膝酸软感。

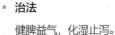

* **舌象**　　　　　　　　* **治法**

  舌淡苔白，脉沉细。　　　温肾健脾，固涩止泻。

* **药食同源方**

  干姜辛热散寒，降逆敛肝，益智仁、丁香、肉桂温肾助阳，肉豆蔻温中暖脾，乌梅酸收止泻。如果患者脾阳不足，加莲子、芡实等暖脾止泻；内寒腹痛者，加小茴香散寒。研粉冲服或加水煮食均可。

郁证（抑郁症）

最近这些年，抑郁症这个词出现得越来越频繁。

那么，抑郁症从哪里来？是什么样的原因容易使人患上这样的病？

接下来，我们对抑郁症这个病症进行解析。

抑郁症在中医学中属于郁证的范畴，表现为心情抑郁，情绪不宁，胸部满闷，胁肋胀痛，患者通常易怒易哭，有的患者总感觉咽喉部有异物梗阻。

郁有广义和狭义之分。广义的郁，包括外邪、情志、饮食等因素所致之郁；狭义的郁，单指情志不舒之郁。这里以狭义的郁为主。

肝气郁结

* **症状**

患者精神抑郁，情绪不宁，喜欢叹气，胸部满闷，胁肋部胀痛，常感觉痛处不固定，胃脘胀闷，常伴有打嗝，食欲不振，大便不正常，女性患者通常伴有月经不调。

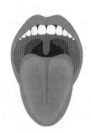

* **舌象**

舌质淡红，局部或全舌青紫。舌苔薄腻，脉弦。

* **治法**

疏肝解郁，理气和中。

* **药食同源方**

佛手、香橼、薄荷疏肝解郁，理气畅中；紫苏、薤白、陈皮调气解郁；玫瑰理气活血；甘草柔肝缓急。如果患者肝气犯胃，胃失和降，频繁打饱嗝、脘腹部胀闷不舒服，加紫苏子、莱菔子；如果患者脘腹部胀满，嗳气，嘴里异味大，一般兼有食郁，加山楂、麦芽、鸡内金、白扁豆；如果患者身重，口腻，腹胀，大便稀溏，一般是兼有湿郁，加藿香、砂仁、陈皮、茯苓、薏苡仁。研粉冲服或加水煮食均可。

气郁化火

* 症状

患者性情急躁易怒，胸部发闷，胁肋胀满，口苦口干，有的患者会伴有头痛、目赤、耳鸣，或者嘈杂吞酸，大便秘结。

* 舌象

舌质红，舌苔黄，脉弦数。

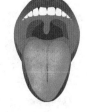

* 治法

疏肝解郁，清肝泻火。

* 药食同源方

玫瑰、佛手、香橼、薄荷、昆布疏肝解郁；陈皮、茯苓、白扁豆、甘草健脾和中；金银花、栀子、决明子清肝泻火。如果患者肝火上炎，表现为头痛、目赤、耳鸣，加桑叶、菊花、蒲公英。研粉冲服或加水煮食均可。

痰气郁结

* 症状

患者精神抑郁，胸部满闷，两胁肋胀满，时常感觉咽喉部有异物梗塞，吞不下去，又吐不出来。

* 舌象

苔白腻，脉弦滑。

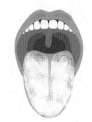

* 治法

行气开郁，化痰散结。

* 药食同源方

紫苏、佛手、玫瑰、香橼、薄荷理气宽胸，开郁畅中；陈皮、茯苓、生姜化痰散结，和胃降逆。如果患者湿郁气滞，胸脘部满闷，嗳气，舌苔腻，加藿香、砂仁；如果患者痰郁化热，时常烦躁，舌红苔黄，加金银花、栀子、菊苣、荷叶、马齿苋、决明子。研粉冲服或加水煮食均可。

心神失养

* 症状

患者精神恍惚，总是心神不宁，性情多疑易受惊吓，悲忧爱哭，喜怒无常，打哈欠、伸懒腰的动作比较多，或者手舞足蹈，喊叫骂人，多见于女性。通常因为精神刺激而诱发，在临床中的表现多种多样，但是同一个患者每次发作时多为同样几种症状的重复。

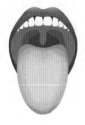

* 舌象

舌淡，苔薄白，脉弦细。

* 治法

甘润缓急，养心安神。

* **药食同源方**

  甘草甘润缓急；小麦补益心气；大枣益脾养血；佛手、香橼、玫瑰、茯苓解郁安神。如果患者血虚生风，手足蠕动或抽搐，加阿胶、大枣、枸杞、桑葚；如果患者躁扰失眠，加酸枣仁、茯苓宁心安神。研粉冲服或加水煮食均可。

心脾两虚

* **症状**

  患者想得比较多，常思虑过度，胆小、容易受到惊吓而感觉心悸，时常失眠而且健忘，头晕容易疲乏，面色不红润，食欲不振。

* **舌象**

  舌质色淡，舌苔薄白，脉细弱。

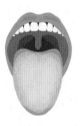

* **治法**

  健脾养心，益气补血。

* **药食同源方**

  黄芪、茯苓、白扁豆、甘草益气健脾；阿胶、大枣补气养血；酸枣仁、茯苓、龙眼肉养心安神；藿香、砂仁、陈皮理气醒脾。如果患者心胸郁闷，情志不舒畅，加佛手、玫瑰、香橼、薄荷行气解郁；如果患者舌红、口干、心烦，加金银花、栀子、决明子、百合清热生津。研粉冲服或加水煮食均可。

心肾阴虚

* **症状**

  患者虚烦伴有失眠，时常惊悸不安，健忘，多梦，头晕耳鸣，五心烦热，腰膝酸软，盗汗，口干咽燥。男性患者时常伴有遗精，女性患者时常伴有月经不调。

* **舌象**

  舌质红，舌苔少或全无，脉细数。

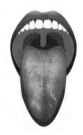

* **治法**

  滋养心肾。

* **药食同源方**

  酸枣仁、山药、龙眼肉滋补心肾；人参、茯苓、白扁豆益气养血；金银花、栀子、枸杞、桑葚、黄精、百合、黑芝麻滋阴降火。研粉冲服或加水煮食均可。

不寐（失眠）

　　不寐是指以经常不能正常睡眠为主要症状的疾病，主要表现为睡眠时间不足、睡眠深度不够，也就是西医常说的失眠或睡眠障碍。

　　轻度失眠通常表现为入睡困难，或入睡后不能进入深度睡眠。有的患者是睡着后深度不足，容易醒，或者醒来后难以再次进入睡眠状态。重度失眠患者，可以通宵达旦彻夜难眠。

　　失眠分别有不同的证型，接下来，我们一一进行分析。

肝火扰心

* **症状**

  失眠多梦，严重者甚至彻夜不眠，平时性格比较急躁、易怒，有的患者会出现头晕头胀，眼睛红赤的症状，也有的患者会伴有耳鸣的症状，早上起来会有口干而苦的感觉，胃口不好，大便秘结，小便黄、少、气味大。

* **舌象**

  舌红苔黄，脉弦而数。

  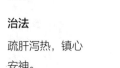

* **治法**

  疏肝泻热，镇心安神。

* **药食同源方**

  桑叶、菊花、决明子、栀子清肝泻火；菊苣、荷叶清利湿热；酸枣仁滋阴安神；玫瑰、佛手、昆布疏泄肝胆之气；甘草和中；牡蛎、茯苓镇心安神。研粉冲服或加水煮食均可。

痰热扰心

* **症状**

  心烦失眠，胸闷，时常感觉胃胀恶心，消化不良爱打嗝，有的患者会伴有头重，目眩。

* **舌象**

  舌偏红，苔黄腻，脉滑数。

  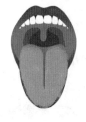

* **治法**

  清化痰热，和中安神。

* **药食同源方**

  藿香、砂仁、陈皮、茯苓、菊苣、荷叶健脾化痰，理气和胃；金银花、栀子、淡竹叶、白茅根清心、降火、化痰；酸枣仁、牡蛎镇惊安神。研粉冲服或加水煮食均可。

心脾两虚

* **症状**

  不容易入睡，就算睡着了也会做很多梦，且容易醒，时常感觉心悸，健忘，疲惫。有的患者胃口不佳，时常腹胀，大便不成形。有的患者会伴有头晕目眩，四肢无力，懒得动。

* **舌象**

  舌淡苔薄，脉细无力。

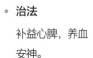

* **治法**

  补益心脾，养血安神。

* **药食同源方**

  人参、山药、白扁豆、甘草益气健脾；阿胶、大枣补气生血；酸枣仁、龙眼肉、茯苓、陈皮益脾安神；藿香、砂仁行气醒脾。研粉冲服或加水煮食均可。

心肾不交

* **症状**

  患者时常感觉心悸，心烦失眠，入睡困难，即使睡着也是老做梦，时常会伴有头晕耳鸣，腰膝酸软，潮热盗汗，五心烦热，咽干少津等症状。男性患者会伴有遗精，女性患者会伴有月经不调等症状。

* **舌象**

  舌红少苔，脉细数。

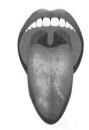

* **治法**

  滋阴降火，交通心肾。

* **药食同源方**

  枸杞、桑葚、山药滋补肝肾，填精益髓；蒲公英、茯苓、白扁豆健脾渗湿，清泄相火；金银花、栀子、淡竹叶清心降火；肉桂引火归原；酸枣仁滋阴安神。研粉冲服或加水煮食均可。

心胆气虚

* **症状**

  患者感觉心烦失眠，时常感觉胆怯，易惊恐、警惕不安，有的患者会伴有气短，自汗，倦怠无力。

* **舌象**

  舌淡，脉弦细。

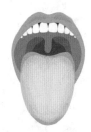

* **药食同源方**

  人参、茯苓、甘草、山药、白扁豆益心胆之气；酸枣仁、牡蛎镇惊安神；金银花、栀子、决明子清热除烦。研粉冲服或加水煮食均可。

肥胖

随着生活水平的不断提高，肥胖人群日益增多。

肥胖是以体重超过一定范围、形体肥胖为主症的疾病，不仅肥胖，患者还时常伴有头晕乏力、神疲懒言、少动气短等症状。

肥胖是很多其他非传染性疾病和传染病共病的致病因素之一，肥胖已成为影响所有年龄人群的公共卫生挑战。患有肥胖症的人经常经历心理健康问题，以及社会的偏见和歧视。

2023年3月，世界肥胖联盟公布的《世界肥胖地图》预测，到2035年，全球将有超过40亿人属于肥胖或超重，占全球总人口的51%，而世界第一肥胖国家超重率或超过67%。

接下来，我们将从中医的角度，辨析肥胖的各种证型和应对之道。

胃热火郁

* **症状**

  患者体形肥胖，胃口好，吃完不久就觉得饥饿，有的患者大便不爽，有的患者大便干结，小便黄，时常伴有口干口苦，喜饮喝水。

* **舌象**

  舌质红，舌苔黄，脉数。

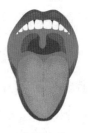

* **治法**

  清胃泻火，佐以消导。

* **药食同源方**

  金银花、栀子、菊苣、荷叶、决明子、马齿苋清泻阳明；佛手、玫瑰、薄荷、香橼理气疏郁；甘草、山药以助胃阴。如果患者口干多饮明显，加葛根清热生津。研粉冲服或加水煮食均可。

痰湿内盛

* 症状

患者体形肥胖，身体沉重，肢体困倦，脘腹部胀满，有的患者会出现头晕、脑雾等症状，时常口渴但不想喝水，大便黏滞不畅快，平时喜欢吃肥甘厚腻的食物，运动量时常不足。

* 舌象

舌质淡胖或舌体大，舌苔白腻或白滑，脉滑。

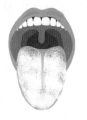

* 治法

化痰利湿，理气消脂。

* 药食同源方

茯苓、薏苡仁淡渗利湿；陈皮、佛手、玫瑰、香橼、昆布理气消痰；藿香、砂仁芳香化湿。如果患者胸满、胸闷明显，加薤白，可化痰通阳、理气宽胸；如果患者舌质胖大明显，加生姜温化水气；如果患者湿邪明显，加薏苡仁、赤小豆；如果患者痰湿化热，心烦失眠，舌红苔黄，脉滑数，加菊苣、荷叶、决明子、马齿苋。研粉冲服或加水煮食均可。

气郁血瘀

* 症状

患者体形肥胖，平时不喜欢运动，喜欢叹气，胸部满闷，两肋胀满，面色、唇色晦暗，四肢色泽不鲜艳，有的患者甚至四肢青紫，同时可伴有大便干燥，失眠。男性患者性欲下降甚至阳痿；女性患者月经不调、量少甚至闭经，经血色暗或有血块。

* 舌象

舌质暗或有瘀斑、瘀点，舌苔薄，脉弦或涩。

* 治法

理气解郁，活血化瘀。

* 药食同源方

玫瑰、佛手、香橼、陈皮、薄荷理气疏郁；桃仁、红花、山楂活血化瘀；如果患者舌苔偏黄，加菊苣、荷叶、决明子、马齿苋。研粉冲服或加水煮食均可。

脾虚不运

* 症状

患者肥胖臃肿，日常疲惫乏力，身体困重，脘腹部胀闷，有的患者会伴随四肢轻度浮肿，早上轻，晚上重，遇到劳累时症状会加重。有的患者饮食偏少，健康时多有暴饮暴食的经历，小便少，不爽快；大便时常稀溏不成形或者便秘。

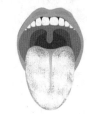

* 舌象

舌质淡胖，舌边有齿印，苔薄白或白腻，脉濡细。

* **治法**

  健脾益气，渗利水湿。

* **药食同源方**

  黄芪、五指毛桃、山药、甘草健脾益气；茯苓、莲子、白扁豆、薏苡仁淡渗利湿以健脾；陈皮、砂仁燥湿醒脾。如果患者身体困重，加藿香可芳香醒脾。研粉冲服或加水煮食均可。

脾肾阳虚

* **症状**

  患者体形肥胖，容易疲劳，手脚温度低，严重者四肢冰冷，喜欢吃热食、喝热水，小便色白量多。

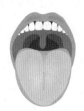

* **舌象**

  舌体淡胖，舌苔薄白，脉沉细。

* **治法**

  补益脾肾，温阳化气。

* **药食同源方**

  干姜、益智仁、肉豆蔻温肾阳，补脾阳，化气行水；白扁豆、茯苓、鸡内金健脾、益气、行水；生姜温阳散寒；甘草和中。如果患者气虚明显，乏力倦怠，加五指毛桃、黄芪。研粉冲服或加水煮食均可。

消渴（糖尿病）

消渴是以多饮、多食、多尿、乏力、消瘦或者尿有甜味为主症的疾病。西医学中的糖尿病、尿崩症，或其他疾病出现以消渴为主症的病症，均属此范畴。

据不完全统计，2021年全球成年糖尿病患者人数达5.37亿，我国糖尿病患病人数达1.4亿。这还是已经确诊的，还有很多患者可能都不知道自己已经得了糖尿病，或者正处在糖尿病的患病边缘上。

那么，究竟是什么原因导致糖尿病的发病率一直如此上升呢？

每一个糖尿病患者最常说的话就是：糖尿病就是不健康的饮食所引发的，控制一下饮食就能好。

然而，能够完全做到科学管理控制饮食的，真没那么多人，要不然就不会有那么多的患病人群。

在这里，我们就从中医的角度辨析一下消渴，也就是糖尿病的证型及调摄建议。

消渴又可分为上消、中消和下消。

上消是上焦燥热，以多饮水而少食，大便如常，或小便清利为主要表现的消渴。

中消是以善饥多食，以形体消瘦为主要表现的消渴。

下消是以小便量多，或如膏油，或甜，口渴多饮，面黑耳焦，日渐消瘦为主要表现的消渴。

上消——肺热津伤

* **症状**

  患者口渴多饮，口舌干燥，尿频而且尿量增多，时常感觉烦热多汗。

* **舌象**

  舌尖红，苔薄黄，脉洪数。

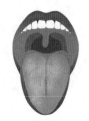

* **治法**

  清热润肺，生津止渴。

* **药食同源方**

  葛根、黄精、玉竹、百合、藕汁生津清热，养阴增液；金银花、栀子、白茅根、决明子、淡竹叶清热降火。如果患者烦渴不止，小便频数，脉数又乏力，为肺热津亏，气阴两伤，加人参、黄芪、茯苓益气，加葛根、乌梅、甘草等清热生津止渴。研粉冲服或加水煮食均可。

中消——胃热炽盛

* **症状**

  患者饭量大增，饭后不久就感觉饥饿，口渴，尿多，虽然吃得多了，但是身体日渐消瘦，有的患者会出现大便干燥。

* **舌象**

  苔黄，脉滑实有力。

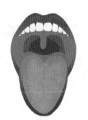

* **治法**

  清胃泻火，养阴增液。

* **药食同源方**

  金银花、栀子、菊苣、决明子清胃泻火；黄精、玉竹、百合滋肺胃之阴；肉桂引热下行，引火归元。如果患者大便秘结不行，加火麻仁、郁李仁、杏仁、决明子润燥通腑，待大便通后再转上方调理；如果患者口渴难耐，舌苔干燥少津，加乌梅滋阴生津；如果患者火旺伤阴，舌红而干，脉细数，加淡竹叶、白茅根。研粉冲服或加水煮食均可。

中消——气阴亏虚

* **症状**

  患者常感到口渴，喝很多水还不解渴，特别能吃，还会出现大便稀溏，有的患者会出现饮食减少，精神不振，四肢无力，身体消瘦。

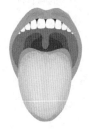

* **舌象**

  舌质淡红，苔白而干，脉弱。

* **治法**

  益气健脾，生津止渴。

* **药食同源方**

  黄芪、五指毛桃、茯苓、山药、白扁豆、甘草益气健脾；藿香、砂仁醒脾行气；葛根升清生津；黄精、玉竹、百合养阴生津。如果患者肺有燥热，加金银花、淡竹叶、白茅根；如果患者口渴明显，加乌梅养阴生津；如果患者食少腹胀，加山楂、麦芽、鸡内金健脾助运。研粉冲服或加水煮食均可。

下消——肾阴亏虚

* **症状**

  患者尿频且尿量明显增多，小便浑浊像脂膏一样，有的患者小便气味发甜，腰膝酸软，乏力，头晕耳鸣，口干唇燥，皮肤干燥，瘙痒。

* **舌象**

  舌红苔少，脉细数。

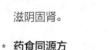

* **治法**

  滋阴固肾。

* **药食同源方**

  黄精、玉竹、桑葚、黑芝麻固肾益精；山药滋补脾阴，固摄精微；茯苓、白扁豆健脾渗湿；金银花、栀子清泄火热。如果患者五心烦热，盗汗，失眠，加淡竹叶、白茅根、枸杞滋阴泻火；如果患者尿量多而混浊，加益智仁益肾缩尿。研粉冲服或加水煮食均可。

下消——阴阳两虚

* **症状**

  患者小便频且尿量多，小便混浊像膏脂，有的患者喝一次水就要小便一次，面容憔悴，耳轮干枯，腰膝酸软，体温偏低，畏寒，手脚凉，男性患者会伴有阳痿，女性患者会伴有月经不调。

* **舌象**

  舌苔淡白而干，脉沉细无力。

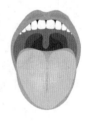

* **治法**

  滋阴温阳，补肾固涩。

* **药食同源方**

  枸杞、桑葚、黑芝麻补肾固精；山药滋补脾阴，固摄精微；茯苓健脾渗湿；益智仁、丁香、肉桂温肾助阳。如果患者肢体困倦，气短乏力，加黄芪、黄精、白扁豆补益正气。研粉冲服或加水煮食均可。

外科常见病

乳癖（乳腺增生）

乳癖，相当于西医病名"乳腺增生"，它既不是病症，也不是肿瘤，而是乳腺间质的良性增生。

乳癖的特点是单侧或双侧乳房疼痛且出现肿块，有的患者的乳痛和肿块与月经周期或者情绪变化密切相关。

乳癖患者的乳房肿块通常大小不等，形态不一，边界不清，质地不硬，活动度好。

此病多发于25~45岁的中青年女性，发病率大约占乳房疾病的75%，是临床上最常见的乳房疾病。

有研究发现，本病有一定的癌变倾向，尤其是有乳房肿瘤家族史的患者更应引起重视。

接下来，让我们来解析乳癖的中医证型。

肝郁痰凝

* **症状**

  患者多见于青壮年女性，乳房有肿块，肿块柔韧不坚硬，时常感觉胀痛或刺痛，有的患者症状会随着喜怒情绪减轻或加重；患者平时伴有胸部闷，两胁胀，善郁易怒，失眠多梦，心烦口苦。

* **舌象**

  苔薄黄，脉弦滑。

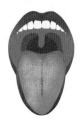

* **治法**

  疏肝解郁，化痰散结。

* **药食同源方**

  玫瑰、佛手、香橼、白芷、茯苓、薄荷等。如果患者心烦易怒，加金银花、栀子等。研粉冲服或加水煮食均可。

冲任失调

* **症状**

  患者多见于中年女性，乳房肿块在月经前加重，月经后减缓，乳房疼痛感较轻，有的患者甚至没有疼痛感；有的患者伴有腰膝酸软乏力，容易疲惫、精神倦怠，有的患者伴有月经失调，月经量少、色淡，有的患者会出现闭经的症状。

* **舌象**

  舌质淡，舌苔白，脉沉细。

* **药食同源方**

  益智仁、丁香、肉桂、枸杞、桑葚、黄精、黑芝麻、阿胶、大枣、佛手、香橼、玫瑰、薤白、桃仁等。研粉冲服或加水煮食均可。

乳核（乳腺纤维瘤）

乳核，相当于西医病名"乳腺纤维瘤"，是发生在乳房部的良性肿瘤。乳核的特点是好发于20～25岁青年女性，乳房中有核，形状像小鹌鹑蛋，边界清楚，表面光滑，一推还能活动。

肝气郁结

* **症状**

  乳房肿块较小，发展缓慢，在皮肤上没有迹象，不红不热，也不觉得疼痛，推动肿块时可移动；患者平时会伴有胸闷、喜欢叹气的症状。

* **舌象**

  舌紫，苔薄白，脉弦。

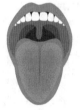

* **治法**

  疏肝解郁，化痰散结。

* **药食同源方**

  玫瑰、佛手、香橼、昆布、薤白、薄荷疏肝解郁，陈皮、茯苓、桃仁、山楂化痰散结。研粉冲服或加水煮食均可。

血瘀痰凝

* **症状**

  乳房肿块较大，坚硬木实，重坠有不适感；时常伴有胸胁牵痛，性情烦闷急躁，有的患者还会伴有月经不调、痛经等症状。

* **舌象**

  舌质暗红青紫，舌苔薄腻，脉弦滑或弦细。

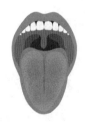

* **治法**

  疏肝活血，化痰散结。

* **药食同源方**

  玫瑰、桃仁、佛手、香橼、昆布、薤白、薄荷等。如果患者伴有月经不调，加益智仁、丁香、肉桂。研粉冲服或加水煮食均可。

气瘿（单纯性甲状腺肿）

气瘿，相当于西医病名"单纯性甲状腺肿"，是指颈前喉结下方两侧弥漫性肿大，有的患者会伴有结节，肿块质地不硬，按压柔软。皮肤颜色正常，生长比较缓慢。有的患者的肿块随情绪喜怒而减轻或加重，所以称为气瘿，俗称"大脖子病"，其临床特点是女性患者多见，多发于高原、山区等缺碘地区。

《诸病源候论·瘿候》里曾有记载："诸山水黑土中出泉流者，不可久居，常食令人作瘿病，动气增患。"

接下来，我们就辨析一下气瘿的中医证型及应对之道。

肝郁痰凝

* 症状

颈前喉结部位弥漫性肿大、结块，边缘不清，经常随着患者的喜怒情绪加重或减轻，皮肤颜色正常，质地柔软，按压无痛感；患者平时会伴有急躁易怒，喜欢叹气。

* 舌象

舌质淡红，苔薄，脉沉弦。

* 治法

疏肝解郁，化痰软坚。

* 药食同源方

海藻、昆布、陈皮、佛手、玫瑰、薄荷等。如果患者气短、便溏，加黄芪、白扁豆、茯苓、甘草等益气健脾。研粉冲服或加水煮食均可。

肝郁肾虚

* 症状

颈前喉结部位弥漫性肿大、结块；同时伴有腰膝酸软、头晕，精神倦怠容易疲惫，女性患者会伴有月经不调等症状。

* 舌象

舌质色淡，脉沉细。

* 治法

疏肝补肾，调摄冲任。

* 药食同源方

玫瑰、佛手、香橼、昆布、薤白、薄荷疏肝理气。枸杞、桑葚填补肾气。如果患者伴有畏寒怕冷，手脚不温可加干姜、益智仁、丁香、肉桂。研粉冲服或加水煮食均可。

肉瘿（甲状腺腺瘤）

肉瘿，相当于西医病名"甲状腺腺瘤"，是以颈前喉结单侧或双侧结块为主要表现的瘿。与气瘿相比，结块相对局限，质地柔韧。肉瘿的特点是喉结处一侧或两侧结块，结块是柔韧的圆形，像一个小肉团，随着吞咽的动作可上下移动，病情通常发展比较缓慢。此病好发于中青年女性。

接下来，我们就辨析一下肉瘿的中医证型及应对之道。

气滞痰凝

* **症状**

喉结处的一侧或两侧有肿块，肿块呈圆形或卵圆形，质地柔韧。一般患者没有明显的全身症状，如果肿块过大就有可能导致呼吸不畅或者吞咽不利。

* **舌象**

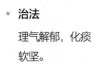

舌体部分发紫或全舌紫，舌苔薄腻，脉弦滑。

* **治法**

理气解郁，化痰软坚。

* **药食同源方**

玫瑰、佛手、香橼、薤白、薄荷理气解郁。陈皮、茯苓、藿香、砂仁、桃仁、昆布、山楂化痰软坚。研粉冲服或加水煮食均可。

气阴两虚

* **症状**

喉结处的一侧或两侧有肿块，肿块呈圆形或卵圆形，质地柔韧。患者时常伴有急躁易怒，汗出心悸，失眠多梦，易饥饿，形体消瘦，月经不调，手部震颤等症状。

* **舌象**

舌质色红，苔薄，脉弦。

* **治法**

益气养阴，软坚散结。

* **药食同源方**

人参、五指毛桃、白扁豆、山药、甘草益气；黄精、百合、枸杞、桑葚、黑芝麻养阴；金银花、栀子清热，肉桂引火归元；乌梅敛阴；玫瑰、佛手、香橼、薤白、薄荷疏肝解郁。研粉冲服或加水煮食均可。

湿疮（湿疹）

湿疮，相当于西医病名"湿疹"，是一种过敏性的皮肤炎症。因为皮肤破损的地方总有湿烂、渗液、结痂而得名。

湿疮的特点是皮肤破损呈对称性分布，多形损害，剧烈瘙痒，有液体渗出倾向，反复发作，容易转化成慢性。

湿疮根据病程可分为急性湿疮、亚急性湿疮、慢性湿疮三类。

急性湿疮以丘疱疹为主，炎症明显，容易有液体渗出。

亚急性湿疮是介于急性湿疮和慢性湿疮中间的一个过渡阶段。是在急性湿疮炎症减轻之后，或急性期未及时适当处理，拖延时间较久而发生亚急性湿疹，易反复发作。与急性湿疮、慢性湿疮间可互相转换，经久不愈。

慢性湿疮以苔藓样变为主，容易反复发作。

男女老幼都有可能发病，但以先天禀赋不强的患者居多，没有明显的季节性，但是冬季复发率会高一些。

接下来，我们就辨析一下关于湿疮的中医证型及应对之道。

湿热蕴肤

* **症状**

患者发病比较快，病程比较短，皮肤破损处潮红，有的患者有丘疱疹，灼热瘙痒无休无止，抓破后渗液流脂水；同时会伴有心烦口渴，身热不扬，大便干燥，小便黄、少等症状。

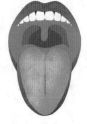

* **舌象**

舌质红，舌苔薄白或黄，脉滑或数。

* **治法**

清热利湿止痒。

* **药食同源方**

  金银花、栀子清热除烦；菊苣、荷叶、决明子、马齿苋清热利湿；如果患者伴有大便干燥，加火麻仁、郁李仁、杏仁、蜂蜜润肠通便。如果患者小便黄少，加淡竹叶、白茅根清热利尿。局部瘙痒难耐处，可用紫草油外敷。研粉冲服或加水煮食均可。

脾虚湿蕴

* **症状**

  患者发病比较缓慢，皮损处潮红，有丘疹，瘙痒，抓破后会有脂水渗出，破损处可见鳞屑；同时伴有食欲不振，腹胀，大便稀溏，容易疲乏等症状。

* **舌象**

  舌色淡，舌体胖，舌苔白腻，脉濡缓。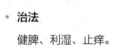

* **治法**

  健脾、利湿、止痒。

* **药食同源方**

  藿香、砂仁、白扁豆、山药、麦芽、鸡内金、甘草醒脾健脾。茯苓、薏苡仁、陈皮、赤小豆利湿。研粉冲服或加水煮食均可。

血虚风燥

* **症状**

  患者通常病程较久，反复发作不愈，皮损处颜色暗或有色素沉着，有的患者皮损处粗糙肥厚，剧痒难忍，当遇热或者用肥皂水洗后瘙痒会加重；平时伴有口干但不想喝水，食欲不振，腹胀等症状。

* **舌象**

  舌质色淡，舌苔白，脉弦细。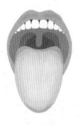

* **治法**

  养血润肤，祛风止痒。

* **药食同源方**

  阿胶、大枣养血；生姜、肉桂促气血生长；藿香、砂仁、陈皮、茯苓、白扁豆、山药、薏苡仁、甘草醒脾健脾。研粉冲服或加水煮食均可。

瘾疹（荨麻疹）

　　瘾疹，相当于西医中的"荨麻疹"，是一种以皮肤出现红色和苍白风团以及时隐时现的瘙痒、过敏为主要症状的皮肤病。

　　瘾疹的特点是皮肤上出现风团，风团的颜色红或者白，形态各异，病发的地方不固定，骤起骤退，退后不留痕迹，患者自觉瘙痒。

　　接下来，我们就辨析一下瘾疹的中医证型及应对之道。

风寒束表

* **症状**

　患者出现的风团颜色偏白，遇到天冷或者吹冷风后会加重，到了暖和的地方反而会自行缓解一些；怕冷，口不渴，有时会伴有风寒感冒。

* **舌象**

　舌质淡红，舌苔薄白，脉浮紧。

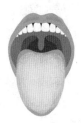

* **治法**

　疏风散寒，解表止痒。

* **药食同源方**

　生姜、紫苏、白芷、香薷疏风解表止痒。研粉冲服或加水煮食均可。局部瘙痒难耐，可用5克花椒加1000毫升清水后煮沸，加食盐5克，用毛巾浸水后做局部热敷。

风热犯表

* **症状**

　患者出现的风团颜色呈鲜红色，局部灼热剧痒，到了热的地方或遇热水后会加重，遇冷缓解；有的患者会伴有发热，怕冷，咽喉肿痛等症状，也会随风热感冒一起发病。

* **舌象**

　舌质红，舌苔薄白或薄黄，脉浮数。

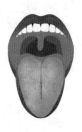

* **治法**

　疏风清热，解表止痒。

* **药食同源方**

　金银花、栀子、桑叶、菊花、薄荷、葛根疏风清热，解表止痒。研粉冲服或加水煮食均可。如果患者瘙痒剧烈，用黄连、黄芩、蝉蜕、蛇床子、苦参等煮水外洗。

胃肠湿热

* **症状**

  患者的风团片大颜色红，瘙痒剧烈；发疹的同时会伴有脘腹部疼痛，恶心呕吐，精神倦怠乏力，食欲不振。有的患者会有大便秘结的症状，有的患者会出现热性泄泻的症状。

* **舌象**

  舌质红，舌苔黄腻，脉弦滑数。

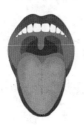

* **治法**

  疏风解表，通腑泄热。

* **药食同源方**

  金银花、栀子、桑叶、菊花、决明子疏风解表；菊苣、荷叶、马齿苋、火麻仁、郁李仁通腑泄热。研粉冲服或加水煮食均可。如果患者瘙痒剧烈，用黄连、黄芩、蝉蜕、蛇床子、苦参等煮水外洗。

血虚风燥

* **症状**

  瘾疹反复发作，迁延日久不愈，午后或夜间症状会更明显；平时伴有心烦易怒，口干，手足心热。

* **舌象**

  舌红少津，脉沉细。

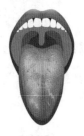

* **治法**

  养血祛风，润燥止痒。

* **药食同源方**

  藿香、砂仁、五指毛桃、白扁豆、山药、鸡内金、阿胶、大枣、甘草健脾生血。心烦失眠者，加酸枣仁、茯苓等；手足心热者，加金银花、栀子、蒲公英、枸杞、桑葚。研粉冲服或加水煮食均可。如果患者瘙痒剧烈，可用黄连、黄芩、蝉蜕、蛇床子、苦参等煮水外洗。

119

白驳风（白癜风）

　　白驳风，相当于西医病名"白癜风"，是以皮肤出现大小不同、形态各异的白斑为主要表现的后天性、局限性、色素脱失性皮肤病。

　　白驳风可发生于身体皮肤的任何部位，任何年龄均可发病，单侧或对称，大小不等，形态各异，与周围正常皮肤的交界处有色素沉淀圈，边界清楚。也有泛发全身的患者。

　　白驳风为慢性病程，易诊不易治。

　　接下来，我们辨析一下白驳风的中医证型及应对之道。

肝郁气滞

* **症状**

  患者身体疲乏，皮肤患处白斑散落、日渐增多且数目不定；平时患者伴有心烦易怒，胸胁胀痛，失眠或睡眠不安，女性患者常伴有月经不调。

* **舌象**

  舌质正常或淡红，或局部紫滞，或全舌紫滞，苔薄，脉弦。

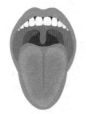

* **治法**

  疏肝理气，活血祛风。

* **药食同源方**

  玫瑰、佛手、香橼、昆布、薤白、薄荷疏肝理气。心烦易怒者，加金银花、淡竹叶、栀子；如果白斑发于头面部，加桔梗、菊花；如果白斑发于下肢，加木瓜。研粉冲服或加水煮食均可。

肝肾不足

* **症状**

  患者多见于体虚或有家族病史。病史较长，白斑局限或泛发；伴有头晕耳鸣，失眠健忘，腰膝酸软等症状。

* **舌象**

  舌质红，少舌苔，脉细弱。

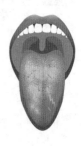

* **治法**

  滋补肝肾，养血祛风。

* **药食同源方**

  枸杞、桑葚、黑芝麻滋补肝肾；心烦失眠、虚火上炎者，加金银花、栀子、肉桂。如果患者神疲乏力，加五指毛桃、白扁豆、山药、甘草；如果患者真阴亏损，加阿胶。研粉冲服或加水煮食均可。

气血瘀滞

* **症状**

  患者通常多有外伤，病史缠绵。白斑局限或泛发，边界清楚，身体局部会有刺痛。

* **舌象**

  舌质紫暗或有瘀斑、瘀点，苔薄白，脉涩。

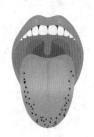

* **治法**

  活血化瘀，通经活络。

* **药食同源方**

  玫瑰、佛手、薤白、香橼、薄荷调畅气机；红花、桃仁、山楂涤荡瘀血；发于下肢者，加木瓜。研粉冲服或加水煮食均可。

黧黑斑（黄褐斑）

黧黑斑，相当于西医病名"黄褐斑"，是由于皮肤色素沉着而在面部呈现局限性褐色斑的皮肤病。

黧黑斑的特点是色斑对称分布，大小不定，形状不规则，无自觉症状，日晒后会加重。

黧黑斑好发于青中年女性，尤其是孕妇或月经不调的妇女为多发，也有男性患者，部分患者可伴有其他慢性病史。

一般夏季加重，冬季减轻。

肝郁气滞

* **症状**

  患者一般多见于女性，面部斑色深褐，呈弥漫型分布；患者平时伴有烦躁不安，胸胁部胀满，有的患者经前乳房会胀痛，有的患者会伴有月经不调，口苦咽干等症状。

* **舌象**

  舌质红或紫，苔薄，脉弦细。

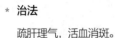

* **治法**

  疏肝理气，活血消斑。

* **药食同源方**

  玫瑰、佛手、香橼、薤白、薄荷疏肝理气。如果患者伴口苦咽干、大便秘结，加金银花、栀子、火麻仁、郁李仁、杏仁、蜂蜜；如果患者斑色深褐而面色晦暗，加桃仁、红花。研粉冲服或加水煮食均可。

肝肾不足

* **症状**

  患者的斑色褐黑，面色晦暗；平时伴有头晕耳鸣，腰膝酸软，失眠健忘，五心烦热。

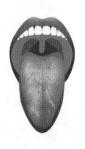

* **舌象**

  舌质红，少苔，脉细。

* **治法**

  补益肝肾，滋阴降火。

* **药食同源方**

  枸杞、桑葚、黑芝麻滋补肝肾；心烦失眠虚火上炎者，加金银花、栀子、肉桂。如果患者神疲乏力，加五指毛桃、白扁豆、山药、甘草；如果患者真阴亏损，加阿胶。研粉冲服或加水煮食均可。

脾虚湿蕴

* **症状**

  患者通常斑色灰褐，就像附着了一层尘土；平时伴有疲乏无力，食欲不振，身体倦怠无力。女性患者月经色淡，白带量多。

* **舌象**

  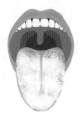

  舌质淡胖，边有齿痕，苔白腻，脉濡或细。

* **治法**

  健脾益气，祛湿消斑。

* **药食同源方**

  黄芪、白扁豆、茯苓、山药、甘草健脾益气，如果患者舌苔白腻，加藿香、砂仁、陈皮、薏苡仁化浊利湿。研粉冲服或加水煮食均可。

气血瘀滞

* **症状**

  患者面部斑色灰褐或黑褐；平时多伴有慢性肝病病史，或月经色暗有血块，或痛经。

* **舌象**

  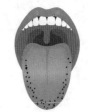

  舌质暗红有瘀斑，苔薄，脉涩。

* **治法**

  理气活血，化瘀消斑。

* **药食同源方**

  玫瑰、佛手、薤白、香橼、薄荷调畅气机；红花、桃仁、山楂涤荡瘀血。研粉冲服或加水煮食均可。

妇科常见病

月经先期病

评判月经是否正常，通常通过四个维度：月经周期是否正常，月经量是否正常，月经期时长是否正常，月经颜色是否正常。

月经先期病是指月经周期不正常，每月提前7天以上，甚至十多天就来潮一次，如果患者连续2个周期来月经都出现这种症状，就属于月经先期病。

脾气虚

* **症状**

  月经会提前来，有的患者月经量比较多，但是血色淡红，质地清稀；患者平时精神倦怠，气短懒言，有时候会感觉小腹有空坠感，食欲不振，大便稀溏。

* **舌象**

  舌淡红，苔薄白，脉细弱。

* **治法**

  补脾益气，摄血调经。

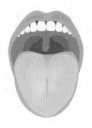

* **药食同源方**

  人参、黄芪、五指毛桃、白扁豆、山楂、麦芽、鸡内金、甘草健脾补中；阿胶、大枣补血，佛手、陈皮理气。研粉冲服或加水煮食均可。

肾气虚

* **症状**

  月经会提前来，有的患者月经量多，有的患者月经量少，月经颜色暗淡，质地清稀；患者平时伴有腰膝酸软，头晕耳鸣等症状，面色比较晦暗或者有暗斑。

* **舌象**

  舌淡，苔白润，脉沉细。

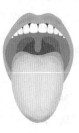

* **治法**

  补益肾气，固冲调经。

* **药食同源方**

  人参、五指毛桃、山药、白扁豆、甘草、枸杞、桑葚、黑芝麻补肾健脾、益精气；如果患者腰腹冷痛，小便频数，加益智仁、丁香、肉桂以温肾固涩。研粉冲服或加水煮食均可。

阳盛血热

* **症状**

  月经会提前来，月经量多，月经颜色深红或紫红色，质地黏稠；有的患者会伴有心烦，面红口干，小便黄、少，大便燥结。

* **舌象**

  舌质红，苔黄，脉数或滑数。

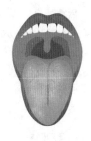

* **治法**

  补益肾气，固冲调经。

* **药食同源方**

  金银花、淡竹叶、蒲公英、白茅根、马齿苋、菊苣清热泻火、凉血；茯苓、薏苡仁、赤小豆行水泻热。如果患者伴有倦怠乏力、气短懒言等症，为失血伤气，血热兼气虚，加黄芪、五指毛桃、白扁豆以健脾益气；如果患者来月经的时候有腹痛，月经血里夹杂瘀块，为血热而兼有瘀滞，加玫瑰花、桃仁化瘀止血。研粉冲服或加水煮食均可。

阴虚血热

* **症状**

  月经会提前来，有的患者月经量少，有的患者月经量多，月经颜色红，质地稠；患者平时伴有两颧潮红，手足心热，咽干口燥等症状。

* **舌象**

  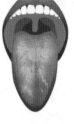

  舌质红，舌苔少，脉细数。

* **治法**

  养阴、清热、调经。

* **药食同源方**

  火麻仁、郁李仁、黄精、枸杞、桑葚养阴滋液，壮水以制火；金银花、栀子清热泻火；肉桂引火归元；阿胶滋阴补血；乌梅敛阴。研粉冲服或加水煮食均可。

肝郁血热

* **症状**

  月经会提前来，有的患者月经量少，有的患者月经量多，月经颜色深红或紫红，质地稠，经行不畅快，有的患者经血会夹有血块；或者小腹胀痛，或胸闷胁胀，或乳房胀痛，或烦躁易怒，口苦咽干。

* **舌象**

  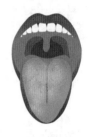

  舌质红，苔薄黄，脉弦数。

* **治法**

  疏肝清热，凉血调经。

* **药食同源方**

  金银花、栀子、桑叶、菊花、蒲公英、马齿苋、玫瑰、香橼、佛手、薄荷、柴胡疏肝解郁，清热凉血；白扁豆、茯苓、甘草健脾补中，防肝气侮脾。诸药合用，使肝气畅达，肝热得清，热清血宁，则经水如期。如果患者肝火犯胃，口干舌燥，加百合、黄精养阴生津。研粉冲服或加水煮食均可。

月经后期病

月经后期病是指月经周期不正常，延后7天以上，有的患者甚至3～5个月才来一次，连续出现2个周期以上。

如果患者月经后期同时伴有经量过少，通常可发展成闭经。

青春期月经初潮后1年内者和年龄接近绝经期者，以及周期时不时延后而无其他症状表现者，是不作为病态论处的。

肾虚

* **症状**

  月经经期延后，月经量少，经血颜色暗淡，质地清稀；有的患者不处于经期也可伴有腰膝酸软，头晕耳鸣，面色晦暗，或面部暗斑。

* **舌象**

  舌淡，苔薄白，脉沉细。

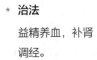

* **治法**

  益精养血，补肾调经。

* **药食同源方**

  阿胶、大枣、枸杞、桑葚、黑芝麻养血益精；山药补肾益气以固命门；甘草调和诸药。如果患者伴有腰膝酸冷，加生姜、益智仁、丁香、肉桂以温肾阳，强腰膝；如果患者带下量多清稀，可加芡实、莲子、白芷固涩止带。研粉冲服或加水煮食均可。

血虚

* **症状**

  月经经期延后，月经量少，经血颜色淡红，质地清稀，有的患者会伴有小腹绵绵作痛；有的患者会伴有头晕眼花，心悸失眠，面色苍白或萎黄。

* **舌象**

  舌质淡红，苔薄，脉细弱。

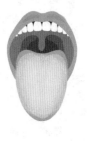

* **治法**

  补血填精，益气调经。

* **药食同源方**

  人参大补元气，气生则血长；白扁豆、茯苓、山药、甘草补脾益气；黄芪、五指毛桃佐人参以滋生化之源；阿胶、大枣养血调经；生姜、肉桂鼓舞气血生长；枸杞、桑葚、黑芝麻滋肝肾，益精血。此方可大补元气，益精养血。研粉冲服或加水煮食均可。

虚寒

* **症状**

  月经经期延后，月经量少，经血颜色淡红，质地清稀，小腹隐隐作痛，热敷或喝热水热汤可缓解，按压痛处可暂缓痛感；有的患者会伴有腰酸无力，小便色白量多，大便稀溏等症状。

* **舌象**

  舌淡，苔白，脉沉迟或细弱。

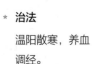

* **治法**

  温阳散寒，养血调经。

* **药食同源方**

  干姜、益智仁、丁香、肉桂可温经、散寒、暖宫，通利血脉；大枣、阿胶养血调经；玫瑰花、桃仁祛瘀；生姜、黄精润燥、降逆、和胃；人参、甘草补气和中。研粉冲服或加水煮食均可。

实寒

* **症状**

  月经经期延后，月经量少，经血颜色暗，有块，小腹部冷痛，按压会感觉痛感更强，热敷反而痛感减轻；患者平时怕冷，手脚凉，大部分患者面色呈青白色。

* **舌象**

  舌质淡暗，苔白，脉沉紧。

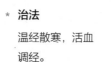
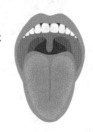

* **治法**

  温经散寒，活血调经。

* **药食同源方**

  干姜、小茴香、肉桂温经散寒，阿胶滋血调经，人参甘温补气，助通阳散寒；玫瑰花、桃仁、红花活血祛瘀；甘草缓急止痛。研粉冲服或加水煮食均可。

气滞

* **症状**

  月经经期延后，月经量少，经血颜色暗红或有血块，小腹胀痛；患者平时伴有精神抑郁，经前胸胁、乳房胀痛。

* **舌象**

  舌质正常或红，有的患者局部或全舌暗紫，苔薄白或微黄，脉弦或弦数。

* **治法**

  理气行滞，和血调经。

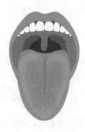

* **药食同源方**

玫瑰、佛手、香橼、昆布、薄荷理气行滞；阿胶调经；甘草调和诸药为使。如果患者经量过少、有块，加红花、桃仁活血调经。研粉冲服或加水煮食均可。

痰湿证

* **症状**

月经经期延后，月经量少，经血时常夹杂黏液；患者通常形体肥胖，脘腹部胀满，时常恶心，大便稀溏，带下量多。

* **舌象**

舌质淡，舌体胖，舌苔白腻，脉滑。

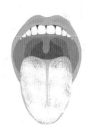

* **治法**

燥湿化痰，理气调经。

* **药食同源方**

生姜、藿香、砂仁、陈皮化痰燥湿，和胃健脾；玫瑰、佛手、薤白、昆布、香橼、薄荷理气行滞；山楂、麦芽、鸡内金、白扁豆健脾和胃，温中化痰。如果患者脾虚食少，精神倦怠，身体乏力，加人参、五指毛桃以益气健脾；如果患者白带量多，加白芷除湿止带；如果患者兼有血瘀，可加桃仁、红花以活血行经。研粉冲服或加水煮食均可。

月经过多病

月经过多病是指月经量不正常，明显增多，每次经行总量超过80毫升，但是月经的周期、经期基本正常。

气虚

* **症状**

  每次月经经量明显增多，血色淡红，质地清稀；精神倦怠，身体乏力，气短，懒言少语，有的患者会有小腹空坠感，大部分患者面色㿠白。

* **舌象**

  舌质淡，舌苔薄，脉细弱。

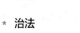

* **治法**

  补气，摄血，固冲。

* **药食同源方**

  人参、黄芪、五指毛桃、白扁豆、茯苓、甘草补中益气；藿香、砂仁、陈皮、山楂、麦芽、鸡内金醒脾健脾。研粉冲服或加水煮食均可。

血热

* **症状**

  每次月经经量明显增多，血色鲜红或深红，质地黏稠，有的患者会伴有小血块；有的患者会伴有口渴心烦，小便黄、少、热，大便秘结。

* **舌象**

  舌质红，舌苔黄，脉滑数。

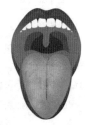

* **治法**

  清热凉血，固冲止血。

* **药食同源方**

  金银花、栀子、淡竹叶、白茅根、蒲公英、马齿苋清热凉血；乌梅养血敛阴；山药、芡实补肝肾，固冲任；甘草调和诸药。如果患者热盛津伤，口干而渴，加黄精、玉竹、百合等以生津止渴；如果患者兼气短懒言，倦怠乏力，或心悸失眠，乃失血伤气，气虚血热之象，酌加黄芪、五指毛桃、白扁豆、茯苓以健脾益气。研粉冲服或加水煮食均可。

血瘀

* **症状**

  每次月经经量明显增多，血色紫暗，有血块；来月经的时候腹
  痛，有的患者平时也会有小腹胀痛的症状。

* **舌象**

  舌质紫暗或有瘀斑、瘀点，脉涩。

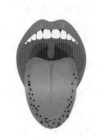

* **治法**

  活血化瘀，止血。

* **药食同源方**

  玫瑰、红花、桃仁、山楂活血止血，散瘀止痛；佛手、香橼、薤白、昆布、薄荷、陈皮理
  气行气。研粉冲服或加水煮食均可。

月经过少病

月经过少病是指月经量不正常，月经周期正常，经量明显少于平时正常经量的一半，或少于20毫升，或行经时间不足2天，甚至有的患者点滴即净。

肾虚

* **症状**

月经经量平时就少或者渐渐变少，血色暗淡，质地稀；患者平时伴有腰膝酸软，头晕耳鸣，有的患者还会出现足跟痛，或者小腹部发冷，或夜尿多等症状。

* **舌象**

舌质淡，脉沉弱或沉迟。

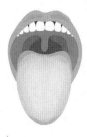

* **治法**

补肾益精，养血调经。

* **药食同源方**

枸杞、桑葚、黑芝麻补益肾气，滋肾养肝；山药、茯苓、白扁豆、鸡内金健脾和中；阿胶补血调经。全方肾阴阳双补，兼顾肝脾，重在益精养血。如果患者小腹寒凉，夜尿多，手足不温，加干姜、益智仁、丁香、肉桂温补肾阳；如果患者五心烦热，颧红，加金银花、栀子、淡竹叶等泄虚热，肉桂引火归元。研粉冲服或加水煮食均可。

血虚

* **症状**

  月经经量日渐变少，有的患者甚至点滴即净，血色淡，质地稀；
  有的患者会伴小腹隐隐作痛，头晕眼花，心悸，面色萎黄。

* **舌象**　　　　　　　* **治法**

  舌质淡，脉细。　　　　养血益气调经。

* **药食同源方**

  人参、山药、黄芪、茯苓、白扁豆益气健脾，以资气血生化之源，生
  姜、肉桂鼓舞气血生长。气充血足则经血调。如果患者月经点滴即净，
  属经血亏少，乃闭经之先兆，宜加枸杞子、桑葚、益智仁、丁香、黑芝麻以滋养肝肾，填
  精益血，活血调经。研粉冲服或加水煮食均可。

血瘀

* **症状**

  月经来时感觉艰涩不畅，量少，血色紫
  暗，有血块；有的患者会伴有小腹胀痛，
  血块排出后胀痛减轻。

* **舌象**

  舌紫暗，或有瘀斑、
  瘀点，脉沉弦或沉涩。

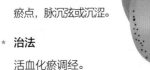

* **治法**

  活血化瘀调经。

* **药食同源方**

  玫瑰、桃仁、红花、山楂活血祛瘀；阿
  胶、大枣养血调经，补血滋阴；佛手、
  香橼、薤白、昆布、薄荷疏肝理气。如
  果患者小腹冷痛，加丁香、肉桂、小茴
  香以温经止痛；如果患者神疲乏力，加
  黄芪、五指毛桃、白扁豆、茯苓健脾益
  气。研粉冲服或加水煮食均可。

痰湿

* **症状**

  月经来时量少，血色淡红，质地黏腻如
  痰；患者同时伴有形体肥胖，胸脘满闷，
  容易恶心呕吐，有的患者白带多且黏腻。

* **舌象**

  舌色淡，苔白腻，脉滑。

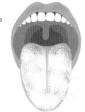

* **治法**

  化痰，燥湿，调经。

* **药食同源方**

  生姜、藿香、砂仁、
  陈皮、茯苓醒脾健脾，燥湿化痰。黄芪、
  五指毛桃、白扁豆、山药、甘草健脾益
  气。如果患者容易恶心呕吐，加紫苏子，
  莱菔子，化痰降逆、止呕。如果患者怕
  冷，手脚凉，加干姜、益智仁、丁香、
  肉桂以温阳。研粉冲服或加水煮食均可。

痛经

　　痛经是指女性来月经时或者来月经前后，出现周期性的小腹疼痛，有的患者会同时伴随腰骶酸痛，甚至会剧痛晕厥，影响正常工作及生活的疾病。

　　痛经是临床常见病，也称为"经行腹痛"。在西医学中属于原发性痛经以及子宫内膜异位症、子宫腺肌病或盆腔炎性疾病及宫颈狭窄等引起的继发性痛经。

寒凝血瘀

* **症状**

患者来月经前或来月经时，小腹部冷痛，如果按压会增加痛感，热敷可以减轻痛感，有的患者会伴有月经周期后延，经血量少，色暗有块；怕冷，手脚凉，面色常呈青白色。

* **舌象**

舌质暗，舌苔白，脉沉紧。

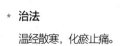

* **治法**

温经散寒，化瘀止痛。

* **药食同源方**

肉桂、干姜、丁香、小茴香温经散寒；阿胶、大枣养血活血；玫瑰、桃仁、红花、山楂化瘀止痛。如果患者伴有肢体酸重不适，苔白腻，或者有冒雨、涉水、久居阴湿之地史，乃寒湿为患，加藿香、砂仁、生姜、茯苓、薏苡仁、益智仁以健脾除湿。研粉冲服或加水煮食均可。

气滞血瘀

* **症状**

患者来月经前或来月经时，小腹胀痛，如果按压会增加痛感，月经量少，经血不畅快，血色紫暗有块，血块排下后，痛感会减弱，胸胁部及乳房有胀痛感。

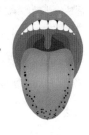

* **舌象**

舌紫暗，或有瘀点，脉弦涩。

* **治法**

行气活血，化瘀止痛。

* **药食同源方**

玫瑰、佛手、香橼、昆布、薤白、薄荷疏肝行气；桃仁、红花、山楂活血化瘀；阿胶、大枣养血活血；甘草和中。如果患者小腹冷痛，加丁香、肉桂、小茴香以温经止痛；如果患者神疲乏力，加黄芪、五指毛桃、白扁豆、茯苓健脾益气。研粉冲服或加水煮食均可。

湿热蕴结

* **症状**

  患者来月经前或来月经时，小腹疼痛或胀痛不适，有灼热感，有的患者会痛连腰骶，有的患者平时小腹就痛，来月经前疼痛加剧；有的患者月经量多或者经期延长，血色暗红，质地稠或有血块；平时白带量多，白带颜色黄、稠，有臭味；有的患者会伴有低烧症状，小便黄、少、热；有的患者会大便秘结。

* **舌象**

  舌质红，舌苔黄腻，脉滑数或濡数。

  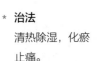

* **治法**

  清热除湿，化瘀止痛。

* **药食同源方**

  金银花、栀子、菊苣、决明子、荷叶、马齿苋清热燥湿；蒲公英、淡竹叶清热凉血；桃仁、红花活血化瘀；玫瑰、佛手、香橼、薄荷行气活血、止痛。赤小豆、薏苡仁、茯苓清热除湿。如果患者月经过多或经期延长，加槐花、马齿苋清热止血。研粉冲服或加水煮食均可。

气血虚弱

* **症状**

  患者来月经前、来月经时，或月经后，小腹部隐隐作痛，按压可减轻痛感，月经量少，血色淡，质地稀。患者常出现神疲乏力，头晕心悸，面色苍白，失眠多梦等症状。

* **舌象**

  舌质色淡，苔薄，脉细弱。

* **治法**

  益气养血，调经止痛。

* **药食同源方**

  人参、黄芪、五指毛桃、白扁豆、茯苓补脾益气；阿胶、大枣养血活血；生姜、肉桂鼓舞气血生长。如果患者月经夹有血块，加玫瑰、桃仁、红花活血止痛；如果患者伴随怕冷，手脚凉，腰腹冷痛，加肉桂、小茴香、丁香散寒止痛。研粉冲服或加水煮食均可。

儿科常见病

鼻鼽

小儿鼻鼽是小儿时期常见的鼻部疾病。

临床症状以突然和反复发作的鼻痒、喷嚏、清水样涕、鼻塞等症状为主要特征。

有的孩子还经常伴有过敏性结膜炎、湿疹、哮喘、腺样体肥大、鼻窦炎、鼻出血、中耳炎及睡眠呼吸障碍等疾病。

鼻鼽相当于西医学的变应性鼻炎、血管运动性鼻炎、嗜酸性粒细胞增多性非变应性鼻炎等疾病。

本病可常年发病，也有患者是随季节性发作，春、秋、冬三季多发。

很多患者具有反复发作的病史，部分患儿可有荨麻疹、湿疹、支气管哮喘等过敏性疾病史或家族史。

积极治疗可以控制症状，但是比较容易反复发作。

肺气虚寒

* **症状**

  患儿时常感觉鼻痒，不断打喷嚏，流清涕、鼻塞，嗅觉减退，怕风怕冷，时常会出现自汗的症状，平时气短懒言，语声低怯，面色苍白。有的会伴有咳嗽痰稀，鼻黏膜淡红或苍白，下鼻甲肿大，鼻道水样分泌物等症状。

* **舌象**

  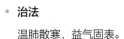

  舌质偏淡或淡红，舌苔薄白，脉虚弱。

* **治法**

  温肺散寒，益气固表。

* **药食同源方**

  生姜、紫苏、白芷、香薷温肺散寒；藿香、砂仁、陈皮、茯苓健脾利湿；黄芪、五指毛桃、白扁豆、甘草益气固表。如果患者鼻痒明显，加乌梅；多汗者，加牡蛎。研粉冲服或加水煮食均可。

肺脾气虚

* **症状**

  患儿时常感觉鼻痒，不断打喷嚏，流清涕、鼻塞，嗅觉减退，面色萎黄，食欲不振，消化不良，形体消瘦，时常腹胀，大便溏薄不成形，容易疲惫、倦怠无力，鼻黏膜淡红或苍白，下鼻甲肿大，鼻道有水样分泌物。

* **舌象**

  舌质淡，舌体胖，苔薄白，脉弱。

* **治法**

  益气健脾，升阳通窍。

* **药食同源方**

  黄芪、五指毛桃、白扁豆、茯苓、甘草益气健脾；生姜、肉桂、益智仁、陈皮、白芷升阳通窍。如果患者大便溏薄，加葛根、芡实、藿香、砂仁；清涕如水量多者，加干姜；食欲不振、消化不良者，加山楂、麦芽、鸡内金。研粉冲服或加水煮食均可。

肺肾两虚

* **症状**

  患儿时常感觉鼻痒，不断打喷嚏，流清涕、鼻塞，嗅觉减退，面色发白，怕冷，手脚凉，腰膝酸软，精神不振，容易疲惫，小便色白量多，鼻黏膜苍白，鼻道有水样分泌物。

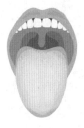

* **舌象**

  舌质淡，舌苔白，脉沉细。

* **治法**

  温肺补肾，通利鼻窍。

* **药食同源方**

  生姜、紫苏、益智仁、丁香、肉桂、枸杞、桑葚温肺补肾；陈皮、茯苓、白芷、薄荷通利鼻窍。如果患者大便溏薄，加肉豆蔻；小便清长者，加芡实、莲子；鼻痒多嚏者，加乌梅；如果患者畏风容易感冒，加黄芪、五指毛桃、白扁豆、甘草；多汗者，加牡蛎。研粉冲服或加水煮食均可。

肺经伏热

* **症状**

患儿时常感觉鼻痒，喷嚏频频突发，流清鼻涕或黏稠鼻涕，鼻塞，嗅觉减退，有的患者会伴有咳嗽、咽痒、口干烦热，也有的患者会出现鼻衄，鼻黏膜色红，鼻甲肿胀，鼻腔干燥，咽喉红肿。

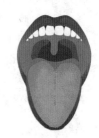

* **舌象**

舌质红，苔黄，脉数。

* **治法**

清宣肺气，通利鼻窍。

* **药食同源方**

桑叶、菊花、栀子、百合、甘草宣通肺气；白芷、薄荷通利鼻窍。鼻痒打喷嚏者，加乌梅；流脓浊鼻涕者，加蒲公英、鱼腥草；鼻干无涕者，加黄精、乌梅；咽喉痒者，加牛蒡子；咽喉红肿者，加金银花、淡竹叶、白茅根；咳嗽者，加桔梗、杏仁、罗汉果。研粉冲服或加水煮食均可。

乳蛾（扁桃体炎）

乳蛾是一种邪客咽喉，扁桃体肿大，或伴有红肿疼痛，甚至化脓溃烂为主要症状的儿科常见病。

如果患者发病于一侧，叫单乳蛾；发病于双侧，叫双乳蛾；如果患者喉核溃烂，叫烂乳蛾。

本病相当于西医学的"扁桃体炎"，通常由链球菌感染引起，也会因病毒感染而发病。

一年四季都有可能发病，较多见于4岁以上的孩子。

小儿患病时的症状比成人重，且通常伴有高热。多数经积极治疗可痊愈，但婴幼儿病程较长，也有患者会迁延不愈或反复发作。

如不及时治疗，容易出现鼻窦炎、中耳炎、颈淋巴结炎等并发症，有少数患者会引发急性肾小球肾炎、风湿性关节炎和风湿性心脏病。

风热犯咽

* **症状**

发病时通常会伴随发热，怕风，咽喉疼痛逐渐加重，吞咽不利，单侧或双侧喉核赤肿，咽喉发痒，鼻塞流涕，头痛，身痛。

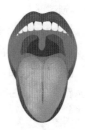

* **舌象**

舌质红，舌苔薄白或黄，脉浮数。

* **治法**

疏风清热，消肿散结。

* **药食同源方**

金银花、栀子、桑叶、菊花、薄荷疏风清热；蒲公英、桔梗、杏仁、罗汉果、鱼腥草、甘草消肿散结；葛根、淡豆豉退热解肌。研粉冲服或加水煮食均可。

肺胃热炽

* **症状**

  发病时通常会壮热（高烧）不退，喉核色红且肿大，溃烂化脓，咽喉疼痛剧烈，吞咽困难，患者烦躁不安，口干口臭，大便干燥，小便黄、少、热。

* **舌象**

  舌质红，舌苔黄厚，脉数。

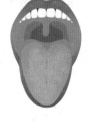

* **治法**

  清热解毒，泻火利咽。

* **药食同源方**

  金银花、栀子、菊苣、决明子、马齿苋、荷叶、蒲公英、淡竹叶、白茅根、鱼腥草清热解毒；桔梗、杏仁、罗汉果、甘草泻火利咽；葛根、淡豆豉退热解肌。研粉冲服或加水煮食均可。

肺肾阴虚

* **症状**

  通常为慢性，喉核部暗红肿大，有的患者会有少许的脓液附着，咽干灼热，咽喉痒，偶尔有痛感，但痛感不明显，经常有异物感，日久迁延，反复不愈，自觉手脚心发热，精神疲乏，四肢无力。有的患者会出现午后低热，两颧发红，腰膝酸软，虚烦失眠，耳鸣，大便干燥。

* **舌象**

  舌质红，舌苔少或者没有舌苔，脉细数。

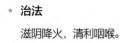
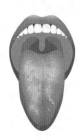

* **治法**

  滋阴降火，清利咽喉。

* **药食同源方**

  金银花、栀子、肉桂、黄精、百合、枸杞、桑葚、黑芝麻、甘草、薄荷。研粉冲服或加水煮食均可。

肺脾气虚

* **症状**

  通常是疾病发展到了慢性期，患者喉核肥大，但是色泽淡白，经久不消，有的患者会有反复感冒的病史，而导致乳蛾屡发，面色黄不盈润，常伴有自汗、精神疲惫、四肢无力，食欲不振，唇口颜色淡白等症状。

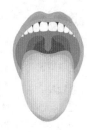

* **舌象**

  舌质淡红，苔薄白，脉无力。

* **治法**

  补肺固表，健脾益气。

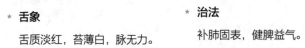

* **药食同源方**

  黄芪、五指毛桃、白扁豆、藿香、砂仁、茯苓、陈皮、甘草。

  如果患者多汗，加牡蛎；食欲不振，加山楂、麦芽、鸡内金。研粉冲服或加水煮食均可。

注意缺陷多动障碍

　　注意缺陷多动障碍，是一种较常见的儿童时期的行为障碍性疾病。患者通常出现与年龄不相应的注意力缺陷、多动、冲动等行为特征。

　　这个病多发于学龄期儿童，男孩的发病率高于女孩。发病原因通常与遗传、环境、教育、产伤等有一定的关系。

　　绝大多数患儿到青春期会逐渐好转，活动过多的症状会慢慢消失，但注意力不集中，性格异常可继续存在。

心肝火旺

* **症状**

  患者通常表现为多动不安，冲动任性，急躁易怒，注意力不集中，做事莽撞，有的患者会表现为喜欢打扰别人、与人打闹，患者平时面赤烦躁，大便秘结，小便色黄、量少。

* **舌象**

  舌质红或舌尖红，舌苔薄或薄黄，脉弦或弦数。

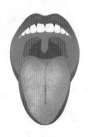

* **治法**

  清心平肝，安神定志。

* **药食同源方**

  金银花、栀子、淡竹叶、白茅根、桑叶、菊花、决明子清心平肝；酸枣仁、茯苓安神定志。如果患者急躁易怒，可加玫瑰、佛手、香橼、薄荷；大便秘结者，可加火麻仁、郁李仁、杏仁、黑芝麻、蜂蜜。研粉冲服或加水煮食均可。

痰火内扰

* **症状**

    患者通常表现为多动多语，烦躁不安，冲动任性，难以制约，兴趣多变，注意力不集中，胸中烦热，失眠多梦，饮食减少，常觉口苦、便秘、小便黄、少、热。

* **舌象**

    舌质红，舌苔黄腻，脉滑数。

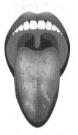

* **治法**

    清热泻火，化痰宁心。

* **药食同源方**

    金银花、栀子、淡竹叶、白茅根、决明子、蒲公英、马齿苋清热泻火；菊苣、荷叶、薏苡仁、茯苓、赤小豆、鱼腥草化痰宁心。如果患者烦躁易怒，可加玫瑰、佛手、香橼、昆布、薄荷；大便秘结者，可加火麻仁、郁李仁、杏仁、蜂蜜。研粉冲服或加水煮食均可。

肝肾阴虚

* **症状**

    患者通常表现为多动难静，急躁易怒，冲动任性，难于自控，精神涣散，注意力不集中，难以静坐，记忆力欠佳、学习成绩低下，有的患者会有遗尿、腰酸乏力，或有五心烦热、盗汗的症状。

* **舌象**

    舌质红，舌苔少，脉细弦。

* **治法**

    滋养肝肾，平肝潜阳。

* **药食同源方**

    桑叶、菊花、决明子、枸杞、桑葚、山药、茯苓、甘草。如果患者睡眠不好，可加酸枣仁；盗汗，加牡蛎；大便秘结者，可加火麻仁、郁李仁、杏仁、蜂蜜。研粉冲服或加水煮食均可。

心脾两虚

* **症状**

    患者通常表现为神思涣散，注意力不集中，神疲乏力，形体消瘦或虚胖，多动而不暴躁，言语冒失，做事有头无尾，睡眠不熟，记忆力差，伴自汗盗汗，偏食纳少，面色无华。

* **舌象**

    舌质淡，苔薄白，脉虚弱无力。

* **治法**

    滋养心脾。

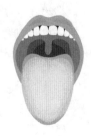

* **药食同源方**

    人参、五指毛桃、黄精、大枣、山药、甘草、百合、山楂、鸡内金、麦芽、薏苡仁、佛手、杏仁、白扁豆。研粉冲服或加水煮食均可。

美容养颜药食同源方

电视剧《武则天秘史》中，武则天在临终时情不自禁地说了一句话："我愿用我半壁江山，换我倾世容颜。"

在现实生活中，不少人会为脸上的黄褐斑、青春痘、面色不荣而烦恼。在临床上，我们接诊过很多患者，因为治疗黄褐斑和皱纹，而导致出现激素依赖性皮炎。

可见，大家对于美的要求，一直都在，且随着时代的进步，大家对于美的需求会日益增多。

可是，怎么才为美呢？

在中医学中，最高级的养颜是养面相。相由心生，一个皮肤再好的人，如果一副苦面相，也不能算是美的。

面相养好了，美就自然来了。在面相的基础上，搭好身体美丽的"大框架"，养气血，养头发，养皮肤。

我的女儿读初中之前，养了一头乌黑亮丽及腰的长发。孩子的爷爷最喜欢在孩子洗头后慢慢地帮孩子吹干头发，一直吹到又顺又直。我们一直都不解，孩子爷爷为什么一直热衷于做这件事情。直到有一天，老人家一语道破。他说，在他二十几岁的时候，在人群中被一个女同志的背影迷倒了。那个女同志，头发乌黑亮丽，皮肤不仅白里透红，甚至感觉皮肤在发光，身体不胖不瘦，均匀有致。单单一个背影，就能让人记忆一辈子。在孩子爷爷的讲述中，我唯一感受到的就两个字：健康！

健康，才是最美的表现。因为容颜表现不仅是皮肤状态，而是一个人的精神面貌和身体的健康状况，这才是美的根本和真谛。

接下来，我们介绍一下美容与脏腑、气血、阴阳的关系。

（一）美容与脏腑的关系

（1）在中医理论中，头面部为"诸阳之会"，是全身气血、阳气贯注的地方，也是神气集中的部位，面部的表情、神态都是神气表现的重要内容。面部的肌肉、皮肤和五官既需要全身气血的涵积濡润，也需要脏腑精气的上达。

（2）面部的不同部位又分属于不同的脏腑和经络，比如说前额属心，如果一个人的前额老是不停地长痘，那八成是心火上炎了。而下颏属肾，如果一个人哪里都不长痘，就下颏长，那这个人八成是下焦湿热。除了长痘以外，男性会伴有阴囊潮湿，女性会伴有白带色黄、量多等症状。左脸颊属肝，右脸颊属肺，鼻部属脾，每个部位的皮肤出问题，都应该与脏腑经络联系在一起，而不是单纯地去折腾皮肤表面。

（3）五脏各有在五官的表现，与形体和官窍之间各有特定联系。心其华在面，意思是说五脏之心的精气神如果特别好，面色会特别华丽有光泽，呈一种健康状态。

肺其华在皮毛，如果肺气充沛，皮肤会细腻有光泽，皮肤上的汗毛也会呈一种健康状态，不会轻易长痘痘、色斑等。

脾其华在唇，其充在肌，如果脾气不充沛，身体各个地方的肌肉包括面部，就不会出现塌陷和下垂。

肝其华在爪，其充在筋，开窍于目，如果肝气不畅达，手脚心会变黄发硬，身体各个部位的筋腱都会变硬，弯腰驼背。

肾其华在发，其充在骨，开窍于耳，头发的茂密、乌黑、亮泽大多与肾气是否充沛有关。当肾气不充沛的时候，不但头发会失荣，还会发生骨质疏松，甚至耳郭也会干焦。

所以美容与五脏之间的关系密切，五脏的失常就会引起容颜的异常和衰退。

（二）美容与气血的关系

气血的盛衰和运行状况也直接影响着容颜的状况。

如果气血不足就会出现面色萎黄，精神疲惫。

如果气血瘀滞就会面色晦暗，或者长黑斑、黄斑，或是表情呆滞。

如果心气、心血不足就会出现面色无华，神怯气弱。

如果肝血不足就会出现两目无神，面色苍白。

如果脾气亏虚就会出现面色萎黄，浮肿虚胖，唇色苍白。

如果肺气失调就会出现毛发枯槁，皮肤粗糙少光泽，弹性差。

如果肾气不足，肾阴虚会出现头发脱落，面颊瘦削的现象，肾阳虚会出现面色㿠白，额面浮肿，两目失神等。

一般情况下，引起脏腑功能失调，气血不畅、精气不足、阴阳失调的各种因素，都容易导致容颜失养，产生色斑，皮肤出现皱纹或浮肿松弛。

如果人经常处于忙碌、压力大、紧张及情绪差、易怒的状态下，就会导致肝气郁结，而肝又主疏泄，功能是疏泄全身气血及津液，如果气血逆乱及瘀滞，肤色便会蜡黄而暗沉，产生色斑。如果饮食不节、思虑劳倦伤及心脾，就会出现脾虚湿蕴、心脾气血两虚，致肤色萎黄、苍白、暗沉或者肌肉塌陷下垂；如果操劳过度或房事不节，就会出现精血暗耗，水亏火旺，虚火上升，使皮肤粗糙暗沉，如果肾气亏虚，肾水上泛会导致肤色铁青暗沉。

（三）面色与疾病的关系

如果患者平时面部不是青色，突然出现面部色青，那这个患者要么是寒证，要么身体有痛证，要么身体某个部位有瘀血或者是惊风。面色铁青的女性通常是因为平素喜贪凉饮冷，致肾阳不足，阴寒内盛，易怕冷及痛经。

如果患者平时面部不是黄色，突然出现面部色黄，那这个患者要么是虚证，要么身体有湿证。面色淡黄，枯燥无光，称萎黄，通常见于患者脾胃气虚，或者气血不足；如果面黄虚浮，称为"黄胖"，大多是因为脾气虚衰，湿邪内阻所致；如果面目一身俱黄，通常为黄疸。

如果患者平时面部不是黑色，突然出现面部色黑，那这个患者要么肾虚，要么身体有寒证，要么身体有痛或者是水饮和瘀血。通常都属于肾气不足、阴液亏损，所以要补肾气、益精血，以助黑色素代谢，让肤质更粉嫩。

如果患者平时面部不是白色，突然出现面部色白，那这个患者要么是虚证，要么是寒证或者是脱血，夺气。如果患者面色是㿠白虚浮，或苍白，或晦滞，多为阳虚；如果患者面色是淡白或㿠白，多为气虚；如果患者面色白而无华，或黄白如鸡皮者，为血虚或夺血。如果患者面色苍白或是萎黄，大多属于气血虚弱，证见头晕、心悸、气短、易疲倦、舌质较淡、苔薄白，女性平时月经色淡、质稀。

如果患者平时面部不是红色，突然出现全面部色红，那这个患者八成是热证。颜色红得很明显，一般属于实热，如果是微红通常为虚热。

面容萎黄

* **症状**

  面色萎黄或者苍白，有的患者会伴有头晕、心悸、气短、自汗、易疲倦等症，如果是女性，平时月经颜色会较淡、质稀。

* **舌象**

  舌质较淡，苔薄白。

* **治法**

  益气养血，补益心脾。

* **药食同源方**

  黄芪、五指毛桃、白扁豆、大枣、阿胶、山楂、麦芽、鸡内金、陈皮、茯苓、甘草、沙棘。研粉冲服或加水煮食均可。

面容黄胖

* **症状**

  面色黄胖无华，有的患者会伴有声音低怯、气短，容易疲乏，有的患者会伴有食少、腹胀便溏等症状。

* **舌象**

  舌淡有齿痕，苔厚腻。

* **治法**

  健脾化湿，益气养心。

* **药食同源方**

  藿香、砂仁、陈皮、茯苓、薏苡仁、黄芪、甘草。研粉冲服或加水煮食均可。

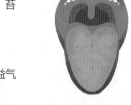

面容油垢

* **症状**

  面色油垢、晦暗，就像洗不干净脸一样，有的患者会同时伴有口苦口干，身重困倦，大便黏滞不畅，小便短赤等症状。

* **舌象**

  舌质红，苔黄腻，脉滑。

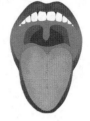

* **治法**

  清热化湿，健脾养心。

* **药食同源方**

  菊苣、荷叶、决明子、马齿苋、蒲公英、茯苓、薏苡仁、赤小豆、甘草。研粉冲服或加水煮食均可。

面容干皱

* **症状**

  面容干皱，有的患者会同时伴有头昏、头痛，咽喉肿痛，口渴喜欢喝冷饮，小便色黄量少，大便秘结等症状。

* **舌象**

  舌红，苔燥，脉数。

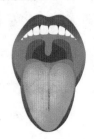

* **治法**

  疏风清热，泻火除皱。

* **药食同源方**

  桑叶、菊花、薄荷、金银花、栀子、决明子、淡竹叶、白茅根、火麻仁、郁李仁、甘草。研粉冲服或加水煮食均可。

阴虚血燥引起的面容黑皱

* **症状**

  面色晦暗、粗糙，有色斑，有的患者会同时伴有须发早白，头晕耳鸣，腰膝酸软，倦怠乏力，痴呆健忘等症状。

* **舌象**

  舌红，苔少，脉细数。

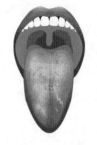

* **治法**

  补肝肾，益精血。

* **药食同源方**

  黄精、百合、桑葚、枸杞、黑芝麻、山药、甘草。研粉冲服或加水煮食均可。

肾阳虚衰引起的面容淡黑

* **症状**

  面色虽然黑，但是很浅淡，有的患者会表现为面色铁青或者眼眶周围发黑，患者会同时伴有精神不振，畏寒怕冷，手足不温，喜欢热饮等症状。

* **舌象**

  舌淡胖嫩，脉沉迟。

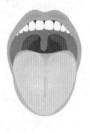

* **治法**

  温肾壮阳，散寒化饮。

* **药食同源方**

  益智仁、丁香、肉桂、肉苁蓉、生姜、甘草。研粉冲服或加水煮食均可。

肝郁脾虚引起的面容蜡黄

* **症状**

  面色呈青色或蜡黄色，肤色暗沉，有的患者会同时伴有神情抑郁，情感脆弱，烦闷不乐，舌淡红的症状。

* **舌象**

  苔薄白，脉弦。

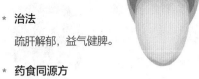

* **治法**

  疏肝解郁，益气健脾。

* **药食同源方**

  佛手、玫瑰、香橼、薄荷、茯苓、陈皮、白扁豆、山楂、麦芽、甘草。研粉冲服或加水煮食均可。

气血瘀滞引起的面容晦暗

* **症状**

  面色晦暗，皮肤表面容易出现瘀斑，患者平时容易出现身体疼痛症状，性格急躁易怒，时常感觉胸闷、气短。

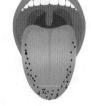

* **舌象**

  舌质紫暗，有瘀点、瘀斑，苔薄白，脉细涩。

* **治法**

  活血化瘀，益气通络。

* **药食同源方**

  玫瑰、红花、桃仁、山楂、白扁豆、沙棘、甘草。研粉冲服或加水煮食均可。

气滞血瘀引起的面容粗糙

* **症状**

  平时面色暗沉，皮肤纹理粗糙、干燥。有的患者面部皮肤有破损疤痕，凹凸不平而且有结节，有的患者可能会伴有口干咽燥，气短身倦等症状。

* **舌象**

  舌质紫暗，有瘀点瘀斑。

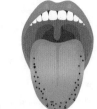

* **治法**

  理气化瘀，软坚润燥。

* **药食同源方**

  玫瑰、红花、桃仁、山楂、佛手、香橼、火麻仁、郁李仁、黄精、玉竹、甘草。研粉冲服或加水煮食均可。

肺经蕴热引起的面容痤疮

* **症状**

  面部皮损处以炎症丘疹为主，颜面部肤色潮红，多见于中青年，患者大多伴有小便色黄量少，大便干燥且臭秽，口臭等症状。

* **舌象**

  舌质红，苔微黄，脉数。

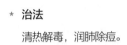
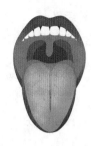

* **治法**

  清热解毒，润肺除痘。

* **药食同源方**

  金银花、栀子、淡竹叶、白茅根、马齿苋、蒲公英、鱼腥草、桔梗、甘草。研粉冲服或加水煮食均可。

肝火上炎引发的面容痤疮

* **症状**

  皮损处以结节为主，大小不等，有时会伴有炎症存在，皮损处呈淡红色或紫红色，患者通常伴有胁肋胀痛，喜欢叹气，性格烦躁易怒，女性患者常常伴有月经先后无定期，小腹胀痛的症状。

* **舌象**

  舌淡苔白，脉弦。

* **治法**

  疏肝解郁。

* **药食同源方**

  玫瑰、佛手、香橼、薄荷、陈皮、茯苓、桑叶、菊花、甘草。研粉冲服或加水煮食均可。

湿热阻络引发的面容痤疮

* **症状**

  皮损部以丘疹为主，皮损病位深，不容易消退，有的患者会伴有体温低热。患者汗多、黏且黄，头重如裹，四肢困重，食欲不振，胃脘部胀痛，大便不畅快。

* **舌象**

  苔黄厚腻，脉弦滑。

* **治法**

  清热化湿，解毒通络。

* **药食同源方**

  菊苣、荷叶、马齿苋、决明子、蒲公英、茯苓、薏苡仁、赤小豆、甘草。研粉冲服或加水煮食均可。

瘀血阻络引发的面容痤疮

* **症状**

  皮损处常有丘疹、黑头粉刺同时存在，有色素沉着，着色较深。女性患者可伴有月经不调，经血颜色黑等症状。

* **舌象**

  舌质紫暗，舌下有紫斑，脉涩。

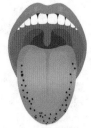

* **治法**

  活血化瘀，通络祛痘。

* **药食同源方**

  玫瑰、红花、桃仁、山楂、沙棘、白芷、甘草。研粉冲服或加水煮食均可。

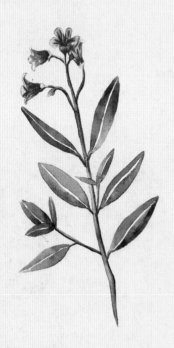

第四章

九种体质食疗方案

九种体质大揭秘：解锁你的专属体质密码

记得在一次讲课的现场，有一位来自贵州的背着孩子的妈妈问了一个问题："老师，我有3个孩子，都是一个爹一个妈生的，为什么体质、性格、肤色相差那么大？"我跟她讲，中医把人的体质分为九种，也就是我们常说的九种体质。看她一下理解不了，我又给她讲了一个谚语"龙生九子，各有所好。"她若有所思地点了点头坐下了，后来再没遇到这位妈妈，具体理解到什么程度，就不得而知了。

中医把人的体质分为九种，除相对健康的平和体质外，还有另外处于所谓亚健康状态的八种体质类型，即阳虚体质、阴虚体质、气虚体质、痰湿体质、湿热体质、血瘀体质、特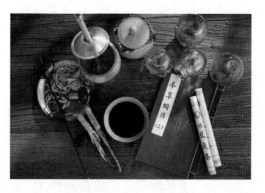禀体质、气郁体质。在每次教学的时候，我通常会在这个基础上加一个血虚类，因为在临床看诊中，发现很多的病症、证型也都跟血虚有关系，后面我们讲到每种体质的详细解析的时候，再具体进行分析。

既然都是一个爹妈生的，为什么亲兄弟姐妹会有不同的体质呢？这就跟体质的特性有直接的关系。

体质具有先天遗传性，也就是说，一个人的体质在一定程度上遗传了父母体质的特性。比如父母一方有习惯性过敏的特性，也就是中医体质学说中的特禀体质，那么孩子就有50%的概率会带有特禀体质的特征。

体质还具有相对稳定的特性，孩子禀承了父母的遗传信息，那么就会在整个生命过程中遵循某种既定的内在规律，呈现出与父母类似的特征，这些特征一旦形成，就不会轻易改变，在生命过程的某个阶段中，体质状态就会具有相对稳定的特性。

此外，体质还具有群类趋同性，同一个种族或聚居在同一地域的人，因为生存环境和生活习惯相同，遗传背景相似，也会使人群的体质具有相同或类似的特点。比如，爸爸妈妈的生活习惯是每天睡前吃一支冰棍（贪凉），久而久之，就会逐渐形成痰湿或阳虚的体质。而生活在这个家庭里面的孩子，会认为每天睡前吃一支冰棍是正常的，无形中也养成了这种习惯，那全家人的体质就会变得相似。

前面说过，九种体质中除了相对健康的平和体质外，其他八种体质几乎都是亚健康状态。既然体质是遗传的，还相对稳定，还有群类趋同，那如果一家人都是亚健康的体质状态，就没有办法了吗？也不是，因为体质除了以上特征以外，还有动态可变性和后天可调性。

先天的禀赋决定着个体体质的相对稳定性和个体体质的特异性，但是后天各种环境因素、营养状况、饮食习惯、精神因素、年龄变化、疾病损害、针药治疗等，又使得体质具有可变性，这就是动态可变性。

那什么是后天可调性呢？比如一个阳虚体质的人，如果坚持每天早餐时食用一定的生姜，用不了多久体质就会有一定的改善，这就属于后天可调性。

大家有没有发现一个问题：一个自律的人不一定就是健康的，但相比不自律的人，还是比较健康的。

很多人不是不自律，而是找不到自律的方向。在临床上，就遇到过这样的患者：不吸烟，不喝酒，但就是血尿酸数值一直居高不下，且荨麻疹反复发作。患者来到诊室的时候，一脸的苦恼，他说："我一个不吸烟、不喝酒的人，为什么尿酸会比一个天天吸烟、喝酒的人还要高呢？"

通过诊断，这个患者是湿热体质，沟通后发现他有一个习惯：就是每天的餐桌上必有羊肉，为了保持形体，还习惯性地多吃肉，少吃主食。在日常的养生中，湿热

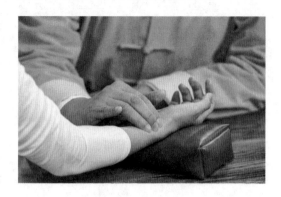

体质者食疗的禁忌就是类似于牛羊肉、姜蒜这种温燥性的食物。如果是阳虚体质，这样吃肯定不会出问题，但湿热体质就是禁忌。

这个患者看似自律，有良好的生活习惯，还坚持每天运动，而问题就出在这个不起眼的饮食习惯上了。

因此，首先得先了解自己到底是什么体质，从一个正确且科学的起点开始自律，才是真正的自律。

如何才能知道自己到底是什么体质，适合什么样的自律呢？接下来，我们就介绍九种体质的特征，大家可以依次对照，看看自己到底是什么体质以及如何选择适合自身的养生方案。

按体质选食疗，让养生更精准

气虚体质

气虚体质特征

气虚体质最主要的特征是容易疲乏，气短心慌，经常头晕或者猛然站起来的时候会晕眩，易患感冒，喜欢安静，懒言少语，声音低弱无力，活动量稍微大点就容易出虚汗，食欲不振，消化不良，经常腹胀，有的还会出现大便困难的情况。此外，还易出现肌肉松软，皮肉（肚皮、眼皮、屁股、脸）下垂，性格内向，情绪不稳定，胆小，不喜欢冒险，不耐受寒邪、风邪、暑邪等。

气虚体质的人容易患内脏下垂（子宫、胃、肛门等）、高血脂、肥胖、月经量少淋漓滞后、颈椎病、皮肤瘙痒，以及反复感冒，容易发低热。

除了先天遗传外，其他常见的造成气虚体质的原因有：

（1）过度劳累，劳则气耗。

（2）大病、久病之后，饮食调养不足、静养过度而气亏。

（3）脾胃运化功能不好。

（4）过用发散，如感冒后过用发汗药，长时间服含冰片、薄荷脑之类的药物。

（5）过用寒凉，如喜食生冷食物、喝冷饮，过用清热下火药物，损伤脾胃。

（6）长期饥饿，为了减肥过度节食，或食物摄入不足。

气虚体质的养生要略

（1）起居：要有规律，尤其是夏季应该适当午睡，保持充足的睡眠。平时要注意保暖，避免劳动或剧烈运动时出汗受风。不要过于劳作，忌用猛力和做长久憋气的动作，以免伤正气。可做一些柔缓的运动，如在公园、广场、庭院、湖畔、河边、山坡等空气清新处散步、打太极拳、做操等，并持之以恒。

（2）饮食：气虚体质的人群，平时可以多吃一些具有益气健脾作用的食物，如黄豆、山药、白扁豆、猪肉、鸡肉、香菇、大枣、桂圆、蜂蜜等；少吃有耗气作用的食物，如槟榔、空心菜、生萝卜、莴笋、芹菜等。

（3）精神调养：要时常充满自信，培养坚强的意志，因为心理暗示很重要。

（4）穴位保健：平时自行按摩或隔姜艾灸足三里。

（5）食疗方案：常用山药、黄芪、五指毛桃、生姜、肉桂、大枣等具有补气功效的物质，注意此方案不适合体内有湿热或者是实火的患者。如果气虚体质又伴有脾胃虚弱、食欲不振，可加山楂、麦芽、鸡内金，补中益气，健脾养胃。如果气虚体质又伴有肾气不足，腰酸、尿频，可加山药、芡实，注意此方案不适合阴虚、肝经火旺的患者。

阴虚体质

阴虚体质特征

阴虚体质最主要的特征是缺水，体形多瘦长，经常感到手脚心发热，脸上冒火，面颊潮红或偏红，耐受不了夏天的暑热，常感到眼睛干涩，口干咽燥，总想喝水，皮肤干燥，有的患者还会经常出现大便干结的状况。这类体质的人群通常容易失眠，性情急躁，外向好动，舌质偏红，苔少，易患高血压、失眠、红斑狼疮、性冷淡等病症。

阴虚体质的形成原因是既有先天因素，又有后天因素。先天因素是父母的遗传，这是无法避免的。而后天因素则包括饮食不当、作息时间不规律，这些都是可以完全避免的。

（1）先天因素：孕育时父母气血不足、年长受孕、早产等可导致子女出现阴虚体质。

（2）后天因素：房事过度，纵欲耗精，工作和生活压力大，起居没规律，积劳阴亏，大病之后，尤其曾患出血性疾病等，都可能形成阴虚体质。

（3）年少时期：血气方刚，阳气旺盛也可导致阴虚体质的出现。

（4）环境因素：燥热之邪外侵、过食温燥之品、忧思过度等都可能引起脏腑功能失调，阴液暗耗，形成阴虚体质。

如果体质变成阴虚状态了，就得先滋阴，才能解决根本问题。

滋阴可以从饮食、调整日常作息以及药物方面来解决。

阴虚之人在饮食方面注意不要食用热性食物，如油腻、荤腥、辛辣之品，饮食宜清淡，以凉性食物为主，如丝瓜、苦瓜、冬瓜、海带、莲藕、芹菜、西瓜、柚子、梨等食物。特别是在下午可以把西瓜榨汁再加热后饮用，就能达到滋阴降热的效果。在日常作息方面，需注意要早睡早起，不要熬夜，可养肝肾，令内火不易生。一般熬夜之人多会阴虚。

阴虚体质的养生要略

（1）起居：宜有规律，保持充足睡眠，早睡早起。如果阴虚已经影响到入睡了，要及时调整体质，以免陷入恶性循环。

（2）饮食：阴虚体质的人群可以多食用瘦猪肉、鸭肉、绿豆、冬瓜等甘凉滋润之品，少食用羊肉、韭菜、辣椒、葵花子等性温燥烈之品。

（3）精神调养：阴虚体质的人性情较急躁，常常心烦易怒，这是阴虚火旺，火扰神明之故，所以阴虚体质的人群更应该遵循《黄帝内经》中"恬淡虚无""精神内守"的养神办法。平时在工作中，对非原则性问题要少与人争执，减少激怒，要少参加那种一争胜负的文娱活动。适当到乡村静养，远离城市喧嚣。

（4）穴位保健：太溪、三阴交和照海。自行按摩这3个穴位，可以起到滋养阴液，改善阴虚体质的作用。

（5）食疗方案：常用黄精、玉竹、石斛、百合、枸杞、桑葚、黑芝麻、阿胶、蜂蜜等具有滋阴功效的药食同源。如果患者阴虚火旺，可加金银花、栀子。如果患者阴虚已经影响到睡眠，可加酸枣仁、茯苓、百合、莲心。

阳虚体质

阳虚体质特征

阳虚体质的人群最主要的特征是怕冷。肌肉不健壮，不管什么季节都会手脚发凉，胃脘部、背部、腰膝部比较怕冷，衣服总比别人穿得多一些，夏天不喜欢吹空调。喜欢安静，食用凉的东西会感到不舒服，容易大便稀，小便量多色白，有的患者还会出现自遗。性格通常沉静、内向。

阳虚体质的人易患痰饮、肿胀、泄泻、低血压、慢性腹泻、水肿、性功能低下、变异型心绞痛等疾病。

导致阳虚体质的原因，除了先天遗传外，还有以下几点。

（1）工作环境：如长期在冰冻仓库工作的人、井下矿工等。

（2）饮食习惯：有的人小时候挑食偏食，营养不足，如果再缺乏锻炼，造成身体体质差，若不及时调整休养，也会导致阳虚体质。

（3）女性不良的产褥期："产前一盆火，产后一盆冰"，怀孕的女性一般身体比较热，如果在这期间吃了很多寒凉的食物，不仅影响自身体质，还会影响胎儿的体质。

（4）有某种用药史及不良的生活习惯：幼年时期过多使用抗生素或因某种原因大量使用激素，或者平时吃太多清热解毒的药品，喝大量的冰冻饮料、凉茶等；性生活过频也可能导致阳虚体质。

阳虚体质的养生要略

（1）起居：居住环境应保持空气流通，秋冬季要特别注意保暖。夏季避免长时间待在空调房内。平时注意足下、背部及下腹部丹田部位的防寒保暖。早晨晒太阳时最好不要戴帽子，多晒晒百会穴，注意晒太阳的时间不要过长，防止灼伤皮肤。晚上用40℃左右的温水泡脚，泡到微微出汗为止。

（2）饮食：平时可多食牛肉、羊肉、韭菜、生姜等温阳之品。少食梨、西瓜、荸荠等生冷寒凉的食物，尽量不饮用绿茶。

（3）精神调养：阳虚者性格多沉静、内向，常情绪不佳，所以应注意调情感，和喜怒，去忧悲，防惊恐。学会自我排遣不良情绪，多与人交流和倾诉，多参加社会团体活动，培养开朗性格，宽宏大量，提高心理素质。

（4）穴位保健：艾灸足三里、神阙、关元、涌泉等穴位，可增强机体阳气。每次选择其中1～2个穴位，点燃艾条后距皮肤2～4厘米处熏灸，每次每穴灸5～10分钟即可。

（5）食疗方案：常用益智仁、丁香、肉桂、小茴香、肉豆蔻、肉苁蓉等具有补阳功效的物质，如果阳虚体质又伴有小便不利，身体水肿，可加黄芪、茯苓、薏苡仁，温化水湿，利尿消肿。如果阳虚体质又伴有肢体冷痛，可加乌梢蛇、木瓜。

血虚体质

血虚体质特征

血虚体质人群的体质特征主要表现为血液亏虚，脏腑百脉失养，如面部、毛发没有光泽，有的还会出现脱发或者头发干枯易分叉、折断的现象；口唇、牙龈及指甲颜色淡白；时常感觉头晕，易自觉心跳快而强；易手脚发麻，或者痉挛；睡觉多梦，醒后不解乏，常失眠，记忆力下降；

胆小易惊，不喜欢刺激。女性还可能会出现月经量少色淡，经期错后或闭经。

除了先天遗传因素外，血虚体质的形成原因还包括以下几种。

（1）失血过多：如月经过多、外伤出血或其他原因导致的失血，人体失血过多就会造成血虚。

（2）饮食不节：如暴饮暴食、偏食、营养不良等，这些会导致脾胃损伤。脾胃是气血生化之源，饮食有节，脾胃运化功能正常，则血液生成自然源源不断。若脾胃损伤，则不能化生水谷精微，即血液生成不足，从而导致血虚。

（3）久病慢性消耗：如操劳过度、大病、久病消耗精气，或大汗、泄泻等耗伤阴液。劳力过度易耗伤气血，久之则气虚血亏；劳心太过，易造成阴血暗耗，心血亏虚，均可造成血液濡养功能失常，从而导致血虚。

（4）思虑过度：思虑伤脾，脾虚则化源不足，也是血虚的成因之一。

（5）肝血虚：中医认为脾胃为血生化之源，肝脏具有储血和调节血量的功能，肝血虚就会引起血虚。

血虚体质的养生要略

（1）起居：因为血虚体质的人群容易疲劳，所以作息时间要规律，不要熬夜，以保证充足的睡眠时间。同时还要小心"久视伤血"，长时间用眼容易耗伤肝血，应注意避免长时间看电脑、手机等电子设备，适当休息和放松眼睛。血虚体质者容易出现手足冰凉、怕冷等症状，因此要注意保暖，特别是在冬季。避免过度劳累耗伤气血，影响身体健康。

（2）饮食：血虚体质的人群适宜多食用富含优质蛋白质、铁、维生素C等营养物质的食物，如瘦肉、猪肝、鸡蛋、红枣、桂圆等。同时，避免过度减肥、挑食等不良习惯。

（3）精神调养：情绪波动、压力过大等不良情绪容易影响气血的运行，导致身体不适。因此，血虚体质者应保持心情愉悦，学会调节情绪。

（4）穴位保健：血虚体质的人可以通过常按摩中脘、足三里、太渊等穴位来改善体质。

（5）食疗方案：常用阿胶、大枣、枸杞、桑葚、生姜、肉桂等具有生血和养血功效的物质。如果患者同时伴有脾胃虚弱，可加藿香、砂仁、白扁豆、鸡内金，醒脾健脾。如果患者血虚伴有气虚，可加黄芪、五指毛桃、人参、肉桂等，在补气的同时可鼓舞气血生长。

痰湿体质

痰湿体质特征

痰湿体质的人群最主要的特征是肥胖，且腹部肥满松软。肥胖分三种：胖而肌肉壮实者称为肉人，属正常；胖而多脂，脂肪分布均匀，称为脂人；只有膏人属痰湿体质，具体表现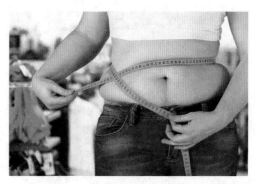是胖而多脂且脂肪集中在腹部。痰湿体质者时常会出现胸闷、腹部胀满，身体不轻快，额头分泌油脂多，上眼睑肿胀，嘴里有黏黏的感觉，痰多，咽部常觉得有痰堵，面部虚胖，手脚肿胀，大便不畅。

痰湿体质的人大多数性格温和，处事稳重，为人恭谦，多善忍耐。对梅雨季节及潮湿环境适应能力弱。

痰湿体质的人群容易患脂肪肝、肥胖、糖尿病、中风、眩晕、咳喘、痛风、高血压、冠心病等疾病。

常见的造成痰湿的几大原因有以下几点。

（1）过多饮酒水，如过度喝茶、饮酒、喝水。

（2）过用寒凉，如喜食生冷油腻食物、瓜果、冷饮，以及过用清热下火药物，均会损伤脾胃导致痰湿体质；长期口味偏咸，食盐过多；不吃早餐，经常熬夜、吃夜宵。

（3）脾胃虚弱，脾胃运化功能不好。

（4）先天禀赋不足，肾气虚弱。

（5）生活或工作环境潮湿。

（6）经常发怒，情志不舒展，导致伤肝转而伤脾。

痰湿体质的养生要略

（1）起居：居住环境宜干燥而不宜潮湿，平时多进行户外活动。衣着应透气，经常晒太阳或进行日光浴。在湿冷的气候条件下应减少户外活动，避免受寒淋雨。不要过于安逸，贪恋床榻。因形体肥胖，易于困倦，所以更应该根据自己的具体情况循序渐进，长期坚持运动锻炼，如散步、慢跑、乒乓球、羽毛球、网球、游泳、武术，以及适合自己的各种舞蹈。

（2）饮食：饮食应以清淡为原则。尽量少食用肥肉及甜、黏、油腻的食物，如糯米、大米、豆浆、牛奶、蜂蜜、醋、西红柿、苹果、梨、糖、甜食等；可多食用葱、蒜、海藻、海带、冬瓜、丝瓜、大白菜、白萝卜、金橘、芥末等食物。

（3）精神调养：学会发泄，放松心情，不要太敏感，情感迟钝些好。

思想简单些，多练习深呼吸调整情绪，因为多思伤脾，脾伤痰湿难化。多听流畅舒缓有镇静作用的音乐，多外出旅行。减肥应先调整好脾胃功能，调好体质，逐步降体重，减肥速度不要太快。

（4）穴位保健：搓热掌心，用掌心（劳宫穴）摩腹，先顺时针再逆时针，每次约20分钟，每天一次。

（5）食疗方案：常用藿香、砂仁、陈皮、五指毛桃、茯苓、薏苡仁等具有渗水利湿功效的物质。如果痰湿体质且伴有咳嗽、痰多日久，可加莱菔子、紫苏子、黄芥子，健脾渗湿，宣肺化痰；如果痰湿体质又伴有胸闷气短，可加杏仁、薤白，健脾渗湿，宽胸理气。

湿热体质

湿热体质特征

湿热体质的人群最主要的特征是长痘，面部和鼻尖总是油光发亮，脸上容易生粉刺，皮肤容易瘙痒。经常会感到口苦、口臭。平时大便总是黏滞不爽，小便也会有发热感，尿色发黄。女性通常会出现带下色黄，男性阴囊总是潮湿多汗。平时脚汗多，睡觉时口角流涎。脾气比较急躁。舌苔黄腻，脉数。

湿热体质的人还表现为：肢体沉重，发热多在午后明显，并不因出汗而退热。具体的身体表现会因为湿热所在不同的部位而有差别：如果湿热在皮肉则表现为湿疹或疔疮；如果湿热在关节筋脉则表现为局部肿痛。但通常所说的湿热多指湿热深入脏腑，特别是脾胃的湿热，表现为脘闷腹满，恶心厌食，小便色黄、量少。如果湿热在肝胆，会表现为肝区胀痛，口苦食欲差，有的患者会出现身体面目发黄；如果湿热在膀胱，会表现为尿频、尿急，涩少而痛，色黄浊；如果湿热在大肠，会表现为腹痛腹泻，甚至里急后重，有脓血便，肛门灼热，伴有口渴。

湿热体质的人群易患疔疮、黄疸、肝胆疾病及泌尿系统疾病、火热等。

常见的引起湿热体质的原因有以下几点。

（1）遗传和环境因素：如果父母都是湿热体质，或者长期生活在湿热的环境中，那么个体可能更容易形成湿热体质。

（2）饮食因素：饮食不节，如饮食过饱、过多摄入高碳水化合物和高脂肪的食物，可能影响脾胃的运化功能，从而形成湿热体质。

（3）精神因素：长期的精神压力或情绪波动，如焦虑、烦躁等，可能导致脏腑功能紊乱，体内聚湿生痰，形成湿热体质。

（4）缺乏运动：过度安逸、缺乏运动和长期养尊处优的生活方式可能导致机体气血运行不畅，脾胃功能减退，从而形成湿热体质。

湿热体质的养生要略

（1）起居：避免居住在低洼潮湿的地方，居住环境宜干燥，通风。不要熬夜，避免劳累。盛夏暑湿较重的季节，减少户外活动时间。保持充足而有规律的睡眠。

（2）饮食：以清淡为主，可多食赤小豆、绿豆、芹菜、黄瓜、藕等甘寒、甘平的食物，少食羊肉、韭菜、生姜、辣椒、胡椒、花椒等甘温滋腻及通过火锅、烹炸、烧烤方式制成的辛温助热食物。

（3）精神调养：出现不良情绪时，根据实际情况分别用节制、疏泄、转移等方法，使不良情绪得到化解或释放，达到心理平衡，提升心理素质。

（4）穴位保健：曲池、大椎、阳陵泉这3个穴位配合，能起到很好的清热除湿作用，改善湿热体质，同时还能缓解因为湿热出现的口苦、痤疮、胸闷等症状。尤其是这3个穴位做泻血疗法，功效更佳。

（5）食疗方案：常用金银花、栀子、薏苡仁、赤小豆、蒲公英、菊苣、荷叶、马齿苋、决明子等具有清热利湿功效的药食同源。如果湿热体质又伴有面垢，加木瓜、银耳、莲子，健脾渗湿，宣肺化痰；如果湿热体质又伴有心烦易怒，加淡豆豉、薄荷、淡竹叶、佛手；如果湿热体质又伴有小便黄少涩痛，加淡竹叶、白茅根。

气郁体质

气郁体质特征

气郁体质的人群最主要的特征是郁闷，体形偏瘦的比较多，当然，也有胖人。气郁体质者时常感到闷闷不乐、情绪低沉，容易紧张，焦虑不安，多愁善感，感情脆弱，容易害怕或受惊吓，常感到乳房及两胁部胀痛，无缘无故地叹气，咽喉部经常有堵塞感或异物感，经常失眠。面色发暗或萎黄；平时性情急躁易怒，易激动，忧郁寡欢，胸闷不舒；舌淡红，苔白，脉弦；一旦生病首先感觉胸肋胀痛或窜痛；女性会出现月经不调，痛经；时常感觉胃脘烦闷胀痛，泛吐酸水，呃逆嗳气；腹痛肠鸣，大便泻痢不爽；头痛，眩晕。

气郁体质的人群易患脏躁病、偏头痛、胸痛和肋间神经痛，有一部分人容易形成慢性咽喉炎或甲亢、慢性胃炎、慢性结肠炎、肝炎等。

导致气郁体质的常见原因有以下几点。

（1）遗传因素：如果天生属于性格内向或者比较敏感，而且不主动与他人倾诉，长此以往就有可能会形成气郁体质。

（2）精神因素：如果平时精神压力过大或者思虑过度，以及长时间熬夜、生闷气等，可导致机体气机不通，脏腑或者经络功能障碍，易形成气郁体质。

此外，心理因素也与气郁体质的形成有很大关系。处于这种体质状态的人群，多见于中青年，以女性居多，性格大多孤僻内向，易多愁善感。

人体之气是人的生命运动的根本和动力。生命活动的维持，必须依靠气。人体的气除与先天禀赋、后天环境以及饮食营养相关外，还与肾、脾、胃、肺的生理功能关系密切。所以，机体的各种生理活动实质上都是气在人体内运动的具体体现。当气不能外达而结聚于内时便形成"气郁"。中医认为，气郁多由忧郁烦闷、心情不舒畅所致。长期气郁会导致血液循环不畅，严重影响健康。

气郁体质的养生要略

（1）起居：气郁的人不要总待在家里，应尽量增加户外活动，如跑步、登山、游泳、武术等。居住环境应安静，防止嘈杂的环境影响心情。保持有规律的睡眠，睡前避免饮茶、咖啡、可可等具有提神醒脑作用的饮料。

（2）饮食：宜食可宽胸理气之物，如黄花菜、海带、山楂、玫瑰花等，具有行气解郁、消食的作用。

（3）精神调养：多参加社会活动、集体文娱活动；常看喜剧、滑稽剧以及富有鼓励和激励意义的电影、电视，勿看悲剧；多听轻快、明朗、激越的音乐，以提高情志；多读积极的、富有乐趣的、展现美好生活前景的书籍，以培养开朗、豁达的性格；做事情要有一个选择的态度，气郁的人要学会选择，想问题要简单化；在名利上不计较得失，胸襟开阔，不患得患失，知足常乐。

（4）穴位保健：按摩合谷穴。用另一只手的拇指第一个关节横纹正对虎口边，拇指屈曲按下，指尖所指处就是合谷穴。

（5）食疗方案：常用香橼、佛手、陈皮、玫瑰、昆布、薄荷等具有疏肝解郁功效的物质。如果气郁体质又伴有日久化火，加桑叶、菊花、决明子、蒲公英，疏肝解郁，清肝泻火；如果气郁体质又伴有精神恍惚，心神不宁，多疑易惊，悲伤善哭，喜怒无常，不能自持，加酸枣仁、甘草、大枣、小麦。

血瘀体质

血瘀体质特征

血瘀体质的人群最主要的特征是长斑，因为人的精神需要血的供养，所以血瘀容易忘事，肿瘤也是血瘀的表现。血瘀体质的人，面色口唇都会偏暗，舌下的静脉也会有瘀紫。皮肤比较粗糙，有的患者两颧会有细微的红丝，面色晦暗容易生黄褐斑，容易有黑眼圈，有时在不知不觉中会出现皮肤淤青。有的患者会出现眼睛血丝变多，刷牙时牙龈容易出血。血瘀体质者容易烦躁、健忘，易患贫血、眩晕、失眠、神经衰弱。

除了先天遗传，血瘀体质的形成原因还有以下几方面。

（1）七情不畅：长期情绪抑郁、恼怒等会导致肝失疏泄，气机瘀滞，气滞则血瘀。思虑过度、劳伤心神也会影响心和脾的功能，导致血液运行不畅或血溢脉外不能消散而导致血瘀。

（2）寒冷侵袭：气候骤冷或久居寒冷地区，寒邪侵袭人体，经脉蜷缩拘急，血液凝滞，即寒凝血瘀。

（3）年老体弱：脾胃虚损或肾阳虚衰，气虚鼓动无力，血液运行不畅，血液瘀滞，即气（阳）虚血瘀。

（4）久病未愈：久病入络，血脉瘀阻；或久病正气亏损，气不摄血，血行脉外不能消散而成血瘀。

（5）气虚：气能推动血液在脉络中的运行，若气虚则无力推动血液运行，会导致气虚血瘀。

（6）气滞：气运行不畅，无法行血，日久则易导致血液瘀滞。

（7）寒凝：外感寒邪或体质虚寒，寒性收引、凝滞，容易导致气虚血瘀。

（8）痰凝：痰液停滞，阻碍气机，导致痰凝血瘀。

（9）血虚：气血不足，会导致血液运行缓慢，导致瘀停滞体内。

针对血瘀体质，应以活血化瘀为总治则。在日常生活中，应注重调护改善血瘀体质，防止疾病发生。如出现相关症状，建议及时就医，在中医师的辨证指导下进行规范治疗。

血瘀体质的养生要略

（1）起居：作息要规律，避免熬夜，保证充足的休息时间。避免寒冷的刺激，保持温暖舒适的居室环境，通风良好。用眼时间不宜过长，适当休息，做到静动结合、劳逸结合。在寒热交替的时节，更应注意防寒保暖，在温暖时节可多进行户外活动。

（2）饮食：多食用山楂、醋、玫瑰花、金橘等具有活血、散结、行气、疏肝解郁作用的食物，少食肥肉等滋腻之品。

（3）精神调养：培养乐观、积极、开朗的情绪，精神愉快有助气血顺畅，营卫调和，从而改善血瘀体质。避免苦闷和忧郁，可以减轻血瘀倾向。

（4）穴位保健：血瘀体质的人可以通过按摩一些特定的穴位来改善体质，如内关、神门、天泉、曲池、合谷穴，可疏通气血、行气活络。

（5）食疗方案：常用玫瑰、桃仁、山楂、红花等具有活血化瘀功效的药食同源物质。需注意的是，孕妇禁止使用有活血化瘀功效的食品或药品。

特禀体质

特禀体质特征

特禀体质的人群最主要的特征是过敏，是一类体质特殊的人群。有的即使不感冒也经常鼻塞、打喷嚏、流鼻涕，容易患哮喘，对药物、食物、气味、花粉、季节过敏，有的皮肤容易起荨麻疹，皮肤通常因为过敏出现紫红色瘀点、瘀斑，皮肤常一抓就红，并出现抓痕。

因为身体过于敏感，特禀体质者一遇着敏感事物（如花粉、肥蟹厚膏等），马上就会出现不适，不是红疹汹涌，身热困倦，就是喷嚏连天，涕水连连。

特禀体质的人群易患过敏性鼻炎、花粉症、特异性皮肤炎等。

特禀体质的形成原因一般是先天禀赋不足的居多，然后就是遗传因素、环境因素和药物因素。

特禀体质可细分为三种。

第一种是过敏体质，有过敏性鼻炎、过敏性哮喘、过敏性紫癜、湿疹、荨麻疹等过敏性疾病的人大多属于这一类。

第二种是遗传病体质，就是有家族遗传病史或者是先天性疾病的，这一类大多很难治愈。

第三种是胎传体质，就是母亲在妊娠期间所受的不良影响传给胎儿所造成的一种体质。有些人是家族性的过敏，很小就有，持续一生；有些人可能三四十岁了才发现。也就是说，这种人存在先天特殊条件，什么时候发作受环境影响。

特禀体质的养生要略

（1）起居：居室需要有良好的通风，保持室内清洁，被褥、床单要经常洗晒，以防止对尘螨过敏。室内装修后不宜立即搬进去居住，应打开窗户，让油漆、甲醛等化学物质挥发干净后再搬进新居。春季室外花粉较多时，要减少室外活动的时间，可防止对花粉过敏。不宜养宠物，以免对动物皮毛过敏。起居应有规律，保持充足的睡眠时间。

（2）饮食：特禀体质的人群适宜性质平和、清淡而偏温的食物，多食用补养肺气的食品，可降低过敏的发生概率。饮食宜均衡，粗细搭配适当，荤素配伍合理。多食用益气固表的食物，少食含麸质等致敏物质的主食，以及牛肉、鹅肉、鲤鱼、虾、蟹、茄子、酒、辣椒、浓茶、咖啡等腥膻发物和辛辣之品。

（3）精神调养：正确看待自己的体质特点，不应为此感到焦虑、自卑。应接受现实，并积极寻求解决问题的方法和途径。保持乐观向上的心态，有助缓解心理压力，增强身体免疫力。多与人交往，扩大社交范围，学会与人相处。与他人交流心得体会，分享生活经验，有助开阔心胸，缓解焦虑情绪。

总之，特禀体质的人更应该注重精神调养，保持乐观向上的生活状态，增加人际交往，培养兴趣爱好，以缓解心理压力，增强身体免疫力，提高生活质量。

（4）穴位保健：特禀体质的人可以通过按摩一些特定的穴位来改善体质，如内关、神门、天泉、曲池、合谷，可疏通气血，行气活络。

（5）食疗方案：不发病时，根据具体舌苔、面色进行药食同源物质的调配；发病时，需要根据发病当时的证型特征调配药食同源物质的配伍。

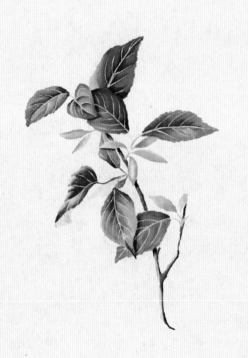

第五章

四季养生食疗方，
定制你的健康节拍

春季养生

春天为肝气当令，肝属木，脾属土，木克土。

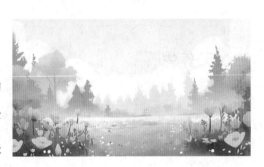

这个季节会使本来就偏亢的肝气更加旺盛，无形中就会伤害脾胃之气，导致肝脾不和。酸味入肝，酸味食物会使肝功能比较亢奋，所以春天宜少食用酸性食物，适当多食用甘味食物。

夏季养生

夏季是阳气最盛的季节，也是新陈代谢非常活跃的时期。

夏季为心气当令，心属火，肺属金，火克金。这个季节会使本来就偏亢的心气更加旺盛，无

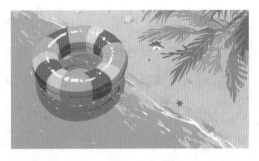

形之中就会伤害了肺之气，导致心火克肺证。苦味入心，苦味食物会使心功能比较亢奋，所以夏天宜少食用苦味食物，适当食用辛味食物。

夏季是补充阳气最好的时候，需要特别注意饮食、运动、生活起居

等，避免伤到阳气，以保持身体健康。

夏季气温较高，人体消化液分泌减少，容易引起食欲不振。因此可选择清淡易消化的食物，如绿豆、红豆、苦瓜、冬瓜等，多喝水，保持身体内的水分平衡。

要注意预防夏季常见的疾病，如中暑、肠胃炎等。

三伏天养生

三伏天也叫长夏，这个时段的特征主要是暑热、湿度大和昼长夜短，让人感觉闷热难耐。

三伏天为脾气当令，脾属土，肾属水，土克水。

甘味入脾，如果在这个季节过度食用甘味的食物，会使本来就偏亢的脾气更加旺盛，会导致脾土克肾水的情况更加明显。无形之中就会伤害了肾之气，所以三伏天要少食甘味食物，适当食用咸味食物。

脾为后天之本，主运化，喜燥而恶湿。脾能够运化水谷精微，促进食物消化、吸收，转化为气血，为人体提供所需的营养和能量。同时，脾还能运化水液，促进体内水液代谢，将有用的津液输送到五脏六腑、关节组织，保证机体的正常功能，将无用的水液代谢至其他脏腑形成汗液、尿液、大便等排出体外。

如果脾的运化功能失常，就会导致水湿内停，引起食欲不振、腹胀、腹泻、体重下降、肢体乏力等症状。湿邪侵袭人体也会影响脾的运化功能，导致湿困脾胃，出现身体倦怠、脘腹胀闷、口甘多涎、大便溏薄等症状。

　　为了保护脾的功能，应该注意饮食调理，尤其在三伏天一定要避免过度进食生冷食物，避免过度劳累，保持心情愉悦。

　　三伏天应选择具有健脾利湿作用的药食同源物质，如藿香、砂仁、陈皮、茯苓、白扁豆、薏苡仁等，以促进身体的新陈代谢，从而改善脾湿的症状。

秋季养生

　　在秋季，经历了一个酷热夏季的长养之后，大地万物的繁茂生机都将逐渐开始敛藏。人体也开始了一个阳气渐收，阴精渐长的过程。

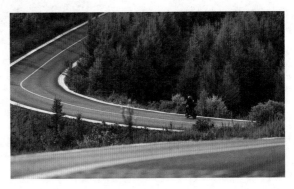

　　秋季为肺气当令，肺属金，肝属木，金克木。辛味入肺，过多食用辛味会导致肺功能比较亢奋。所以秋天要少食用辛味食物，适当食用酸味食物。

　　肺为娇脏，不耐寒热，不耐燥邪，肺位又最高，邪必先伤。娇嫩的肺脏一旦被邪侵犯，容易引发咳嗽、气喘、咯血、失音、肺痨、肺痿等。所以，在这个季节选择药食同源物质时应该以轻清、宣散为贵，过寒过热、过润过燥之剂都不合适。

冬季养生

冬季养生要遵循人体肾脏"闭藏"功能的特点，做到闭藏有度，勿乱施泄。

冬季为肾气当令，肾属水，心属火，水克火。

"肾为先天之本，癸水之源"。肾脏在人体中具有非常重要的地位，具有多种功能，包括过滤血液、排除废物和多余的液体、调节血压和电解质平衡等。

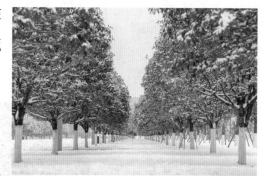

肾气是人体生命的根源和根本，是人体发育和生存的基础，一旦受损或虚弱，就会影响人体的健康和整体的寿命。

咸味入肾，如果在这个季节过度食用咸味的食物，会使本来就偏亢的肾气过度旺盛，会伤害心之气，导致肾水克心火的情况更加明显。因此，冬季要少食用咸味食物，适当食用苦味食物。

四季养生食方

(一)气虚体质四季养生食方

药食同源方：人参、白扁豆、山药、大枣、甘草。

功效：补气健脾。

食用方法：研粉冲服或加水煮食均可。

注意事项：有内热者慎用。

(二)血虚体质四季养生食方

药食同源方：阿胶、大枣、甘草。

功效：补血。

食用方法：研粉冲服或加水煮食均可。

注意事项：气滞、血瘀体质慎用。

(三)阴虚体质四季养生食方

药食同源方：黄精、百合、枸杞、桑葚、黑芝麻。

功效：滋阴柔肝。

食用方法：研粉冲服或加水煮食均可。

注意事项：湿热体质慎用。

(四)阳虚体质四季养生食方

药食同源方：生姜、益智仁、丁香、肉桂。

功效：温补阳气。

食用方法：研粉冲服或加水煮食均可。

注意事项：湿热、阴虚体质慎用。

(五)痰湿体质四季养生食方

药食同源方：藿香、砂仁、陈皮、茯苓。

功效：健脾，燥湿，化痰。

食用方法：研粉冲服或加水煮食均可。

注意事项：气虚者慎用。

(六)湿热体质四季养生食方

药食同源方：菊苣、荷叶、马齿苋、决明子、茯苓、薏苡仁、赤小豆。

功效：清热，利湿，健脾。

食用方法：研粉冲服或加水煮食均可。

注意事项：脾胃虚寒泄泻者慎用。

(七)气郁体质四季养生食方

药食同源方：玫瑰、佛手、香橼、薄荷。

功效：行气解郁，活血止痛。

食用方法：研粉冲服或加水煮食均可。

注意事项：气虚者慎用。

(八)血瘀体质四季养生食方

药食同源方：红花、玫瑰、桃仁、山楂。

功效：活血祛瘀，通经活络。

食用方法：研粉冲服或加水煮食均可。

注意事项：孕妇禁用。

(九)特禀体质四季养生食方

药食同源方：黄芪、五指毛桃、白扁豆、黄精、百合、罗汉果、甘草。

功效：补脾益肺。

食用方法：研粉冲服或加水煮食均可。

注意事项：湿热、气滞者慎用。

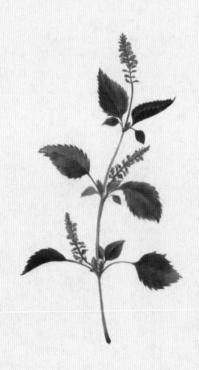

第六章

二十四节气调理养生方

立春

立春是二十四节气中的第一个节气，标志着春天的开始。

从此时开始，气温会逐渐升高，万物复苏，自然界充满生机。

立春时节养生要着重顺应春天阳气生发、万物始生的特点。

按自然界属性，春属木，与肝相应。立春养生，主要以疏肝护肝为主，而护肝首先要从心情着手。要尽量排除暴怒，特别要忌心情忧郁，做到心胸开阔、乐观向上，保持心境愉悦。

春季要注意保护阳气，都说"捂春晾秋"，这时候不要因为感觉热就随便减去衣物。立春尽量捂一捂，对于闭藏了一个冬天的毛孔，温度略高一点儿才好打开。

> 食方组成：山药、莲子、大枣。
>
> 功效：滋阴养肝，疏理肝气。
>
> 注意事项：立春节气的饮食应少酸多甘。

雨水

雨水时节空气湿润，也不燥热，正是养生的好时机，应抓紧时机调养脾胃。中医认为，脾胃为后天之本，气血生化之源。脾胃功能健全，则人体营养利用充分，反之则营养缺乏，体质下降。

> 食方组成：白扁豆、鸡内金、山楂、麦芽、山药、莲子、大枣。
>
> 功效：益气健脾。
>
> 注意事项：在此节气饮食应少酸多甘。

惊蛰

春雷一响，万物复苏，一切都开始焕发出新的生机和活力。惊蛰作为春季的第三个节气，标志着春天的深入和万物的蓬勃生长。

惊蛰的饮食原则是保阴潜阳，多吃清淡食物，也可以适当选用补品，以提高人体的免疫力，还可以适当食用一些具有补益正气作用的食疗粥来增强体质。

> 食方组成：黄精、枸杞子、菊花。
>
> 功效：滋补肝肾，清肝明目。
>
> 注意事项：脾胃虚寒，食少泄泻者慎用。

春分

春分作为春季的第四个节气，正当春季九十日过半，所以被称为"春分"。这一天，昼夜长短平均，所以保健养生也应该注意保持人体的阴阳平衡状态。

　　春分时节的饮食应以清淡、温热为主，戒酸增辛，多食用温性食物，如韭菜、葱、蒜、生姜等，以养阳敛阴。适量食用蜂蜜、山药、枸杞、桑葚等养肝补脾的食物。进入春分时节后雨水较多，易生湿，饮食方面也要注意健脾祛湿。

> 食方组成：桑叶、菊花、枸杞、桑葚、山药、茯苓、薏苡仁。
> 功效：健脾益肾，渗水利湿。
> 注意事项：有外感表证者不在此调理范围。

清明

　　清明是春季的第五个节气，"气清景明、万物皆显"。清明时节阳光明媚、草木萌动、百花盛开，自然界呈现出一派生机勃勃的景象。南方地区在此时会呈现气清景明之象；北方地区开始断雪，气温上升，春意融融。调节阴阳虚亢是清明节气养生的重点，不宜食用过多"生发"的食品，可多食用柔肝养肺的食品。

> 食方组成：银耳、桑叶、菊花、枸杞、黄精、百合。
> 功效：润肺生津，益阴柔肝。
> 注意事项：有外感表证者不在此调理范围。

谷雨

谷雨是二十四节气中的第六个节气，取自"雨生百谷"之意，意思是此时降雨对谷物生长极为重要。时至暮春，夏天将至了。在这个节气中，肝脏之气开始蛰伏，心气开始逐渐旺盛，脾气也开始进入旺盛期，正是身体补益的大好时机，但不能像冬天一样进补。谷雨节气里可以食用一些益肝补肾，健脾养心的食物，以顺应阴阳的变化，为安然度过盛夏打基础。

> 食方组成：枸杞、桑葚、决明子、酸枣仁、茯苓、白扁豆。
>
> 功效：益肝补肾，健脾养心。
>
> 注意事项：有外感表证者不在此调理范围。

立夏

立夏是二十四节气中的第七个节气，也是夏季的第一个节气，标志着夏季的开始。自此开始，气温逐渐升高，雨水增多，百物生发。夏季要注重养心，因为心的活跃在此时更高，应该注意调节饮食，增咸减苦，并以低脂、易消化、富含膳食纤维的食物为主，并保持充足的睡眠和适当的运动，以适应节气的变化。

食方组成：龙眼肉、酸枣仁、茯苓、莲子。

功效：补益心脾，养心安神。

注意事项：有外感表证者不在此调理范围。

小满

小满是二十四节气中的第八个节气，也是夏季的第二个节气。小满节气的含义是夏熟作物的籽粒开始灌浆饱满，但还未成熟，只是小满，还未大满。此时的气候是风火相互结合，人们易感到烦躁不安，所以要注意调适心情。进入小满后，气温不断升高，要注意避免过量进食生冷食物，宜以清爽清淡的素食为主，可常食用具有清利湿热、养阴作用的食物。

食方组成：桑叶、菊花、葛根、百合。

功效：清热明目，止渴生津。

注意事项：脾胃虚弱或有外感表证者不在此调理范围。

芒种

芒种是二十四节气中的第九个节气，也是夏季的第三个节气。芒种时节高温天气频发，湿度大且多闷热，无论是南方还是北方，都有出现高温天气的可能。因为已经开始昼长夜短了，所以要适当晚睡早起，但还要注意保证充足的睡眠，中午小憩一会儿可缓解疲劳。保持轻松愉快的心态，不要恼怒忧郁，身体才会轻松自如。芒种节气天气炎热，出汗较多容易耗气伤津，饮食宜减酸增苦，多进食清淡、易消化的食物，多吃具有祛暑生津、益气健脾的食物。

> 食方组成：藿香、荷叶、乌梅、葛根、莲子。
>
> 功效：祛暑益气，生津止渴。
>
> 注意事项：脾胃虚弱或有外感表证者不在此调理范围。

夏至

夏至是二十四节气的第十个节气，也是夏季的第四个节气。夏至这天，太阳直射地面的位置到达一年的最北端，几乎直射北回归线，此时北半球各地的白昼时间达到全年最长。对于北回归线及其以北的地区来说，夏至也是一年中正午太阳高度最高的一天。

从中医理论讲，夏至也是阳气最旺的节气，养生应该顺应夏季阳盛于外的特点，注意保护阳气。

从夏至开始到立秋的三伏天，是一年中最炎热的阶段，也是人体调补和治疗旧疾的好时机。

夏至在农历五月，属火，这个时候肝气偏弱，心气旺盛，而火又克金，金气容易受伤，饮食要减苦增辛，多食用新鲜蔬菜、瓜果等。

食方组成：金银花、栀子、荷叶、酸枣仁、茯苓。

功效：清热解暑，凝心安神。

注意事项：脾胃虚寒或有外感表证者不在此调理范围。

小暑

　　小暑是二十四节气的第十一个节气，也是夏季的第五个节气，标志着长夏时节的正式开始。小暑节气不要贪凉，尽可能地减少在空调房里待得太久以免伤阳存湿。在饮食方面要注意增咸减甘，以滋肾脏。这个时候的脾胃比较弱，进食勿贪生冷，也要少吃油腻、味重的食品。

　　小暑节气要多吃热食、软食，以减轻肠胃负担。可以适当食用清热解毒的食物，如绿豆汤、西瓜、冬瓜、苦瓜等，有利于身体健康。

食方组成：藿香、砂仁、陈皮、茯苓、薏苡仁、益智仁、生姜、肉苁蓉、枸杞、桑葚。

功效：补肾助阳，健脾除湿。

注意事项：脾胃虚寒或有外感表证者不在此调理范围。

大暑

　　大暑是二十四节气的第十二个节气，也是夏季的第六个节气。大暑相对小暑，更加炎热，是一年中阳光最猛烈、最炎热的节气。俗话说"大暑小暑，上蒸下煮"，"湿热交蒸"在此时会到达顶点。这个节气养生保健的重点是"防暑"和"祛湿"。

此时，脾脏之气旺盛而肾气较微，饮食上宜减少肥甘厚腻的食物。盛夏阳热下降，氤氲熏蒸，水气上腾，湿气充斥，所以在这个节气易感湿邪。在中医学中，湿为阴邪，其性趋下，重浊黏滞，容易阻遏气机，损伤阳气，所以饮食还是要以清热、解暑、化湿为宜。

> 食方组成：香薷、藿香、砂仁、陈皮、茯苓、白扁豆、薏苡仁、山药、益智仁。
>
> 功效：健胃补脾，益气养肾。
>
> 注意事项：外感表证者不在此调理范围。

立秋

立秋是二十四节气的第十三个节气，也是秋季的起始。立秋是阳气渐收、阴气渐长，由阳盛逐渐转变为阴盛的转折。虽然此时体感上并没有感觉到变凉，但是"天气"已经开始上升，天空变得明朗，"地气"已经开始下降、变凉，所以不适宜再光脚穿凉鞋了。

立秋也是人体阴阳代谢出现阳消阴长的过渡时期，夜晚不要贪凉，尤其入睡后要预防受凉，也不宜做运动量大、出汗多的运动，以保全阳气。很多身体比较敏感的人，会感觉到皮肤变得干燥，立秋后的饮食应该以滋阴清热为主，以防止秋季干燥，可以适当食用蜂蜜、百合、银耳等养阴生津的食物，少吃辛辣、油炸食品，以免加重秋燥。要注意补充水分，保持室内空气湿度，以减轻口干、咽痛、皮肤干裂等症状。

> 食方组成：黄精、百合、蜂蜜、黑芝麻。
>
> 功效：滋阴润燥，益胃生津。
>
> 注意事项：外感表证者不在此调理范围。

处暑

处暑是二十四节气的第十四个节气，也是秋季的第二个节气。时至处暑，已到了高温酷热天气"三暑"之"末暑"，意味着酷热难熬的天气到了尾声。自然界的阳气由疏泄趋向收敛，人体内阴阳之气的盛衰也随之转换，此时起居作息也要相应地调整。进入秋季，养生方面首先要调整的就是睡眠时间，由夏季的晚睡早起，过渡到早睡早起，并且为冬天的早睡晚起打下基础。此时肺经开始当令，肺属金，开窍为鼻，此时要开始防"温燥"伤肺，很多小孩子在这时候很容易出现咳嗽、流黄鼻涕等症状。饮食上要增酸减辛，少吃辛味食物。

> 食方组成：桑叶、百合、杏仁、桔梗、罗汉果、黑芝麻、甘草。
>
> 功效：生津润燥。
>
> 注意事项：外感表证者不在此调理范围。

白露

白露是二十四节气的第十五个节气，也是秋季的第三个节气。白露是反映自然界寒气增长的重要节气。由于冷空气转守为攻，白天虽然有阳光并不感觉冷，但是傍晚太阳落山后气温便很快下降，基本结束了暑天的闷热，天气渐渐转凉，寒生露凝。"白露勿露身，早晚要叮咛"，此时如果继续打赤膊就容易着凉了。

白露节气，肺气清肃，此时要保持情绪稳定，宁神定志。运动量及运动强度可比夏天适当增加，以少量出汗但不疲倦为度，这样有助气血调顺。

在白露时节，饮食方面可增加一些辛润的食物，如梨、百合、甘蔗、芋头、萝卜、银耳、蜜枣等。此时的胃肠气血仍未充盈，不宜进食太饱，以免肠胃积滞变生胃肠疾病。

> 食方组成：黄精、百合、黑芝麻、枸杞、桑葚、甘草。
> 功效：滋阴润燥，养血明目。
> 注意事项：外感表证者不在此调理范围。

秋分

秋分是二十四节气的第十六个节气，也是秋季的第四个节气。在秋分，昼夜平分正式进入秋季。秋分后，太阳光直射位置南移，北半球昼短夜长，昼夜温差加大，气温逐日下降。这一时节气候干燥，容易出现口干、咽干等症状，因此饮食要以清淡、滋阴、润肺为主。建议使用加湿器或在房间放置一盆水，以保持室内湿度。保持良好的作息习惯可有助身体保持健康。建议每晚保证7~8小时的睡眠时间，早睡早起，避免熬夜和过度疲劳。

秋分时节，气温逐渐降低，要注意保暖，特别是早晚气温较低，要注意增加衣物。尤其要注意脚部的保暖，避免寒气从脚底侵入体内。

食方组成：生姜、百合、黄精、枸杞、桑葚、黑芝麻。

功效：滋阴润燥，健脾益肾。

注意事项：外感表证者不在此调理范围。

寒露

寒露是二十四节气的第十七个节气，也是秋季的第五个节气。进入寒露，昼夜温差更大、秋燥也更明显，气温下降明显，要注意防寒保暖，逐渐增添衣服。衣服别换得太快，最好厚薄搭配，以保暖为主。寒露时节一定要避免经常赤脚露身以防凉气侵入体内，并做好足部保暖。晚上可以用热水泡脚，以促进血液循环，缓解疲劳，提高睡眠质量。早睡早起，有利于顺应阳气收敛和肺气舒展。要避免雾天进行室外活动，因为秋雾会刺激人的眼睛和黏膜，容易诱发慢性呼吸道疾病。

食方组成：生姜、百合、黄精、莲子、白扁豆、鸡内金、大枣。

功效：养阴润肺，健脾和胃。

注意事项：外感表证者不在此调理范围。

霜降

霜降是二十四节气的第十八个节气，也是秋季的最后一个节气。霜降并不是表示要"降霜"了，而是表示气温骤降、昼夜温差大，天气渐冷、初霜出现的意思，也意味着过完这个节气以后，冬天即将开始了。

民间有"冬补不如霜降补"的说法，秋季肺经当令，而脾为肺之母，这个时候适宜平补，尤其是健脾养胃，故宜多吃健脾、养阴、润燥的食物。

食方组成：山楂、麦芽、鸡内金、白扁豆、黄精、百合、莲子、山药、茯苓。

功效：健脾，养阴，润燥。

注意事项：外感表证者不在此调理范围。

立冬

立冬是二十四节气的第十九个节气，也是冬季的起始。立，建始也；冬，终也，万物收藏也。立冬，意味着生气开始闭蓄，万物进入休养、收藏状态，要顺应冬季阳气潜藏的规律，不要扰动阳气，以"养藏"为根本。立冬后，气温逐渐降低，要注意保暖，早睡晚起，以适应冬季的作息时间。保持室内空气流通及温暖湿润，避免感冒和呼吸道疾病。

运动也要以静态为主，可选择八段锦、十六段锦、太极拳等，不宜剧烈运动。

立冬时节宜食用滋阴潜阳、热量较高的膳食。要温补，少食用或不食用生冷的食物，但也不宜过于燥热，重在养肾。

食方组成：枸杞、桑葚、山药、大枣、阿胶、五指毛桃、白扁豆、鸡内金。

功效：健脾补肾，益气养血。

注意事项：外感表证者不在此调理范围。

小雪

小雪是二十四节气的第二十个节气，也是冬季的第二个节气。北方在此时已经开始降雪了，由于阳气上升、阴气下降，天地之气不再相通，阴阳二气不再相交，万物也开始失去生机。在小雪节气，人们更适宜静养，早睡晚起，以利于阳气的闭藏。不做剧烈运动，避免扰动阳气。

多晒太阳能起到壮人阳气、温经通脉的作用。注意加强保暖，尤其是要注意头部、背部和脚部的保暖，以避免感冒和呼吸道疾病的发生。每晚用热水泡脚可以促进血液循环，改善脚部冰凉的情况，同时还可以起到缓解疲劳、改善睡眠的作用。

遵循"秋冬养阴、养肾防寒"的原则，宜吃温润益肾的食物，减辛增苦，以养肾气。

饮食以温热为主，多食用温性食物，如栗子、核桃、花生、杏仁、葱、姜、蒜、山楂、红枣、柑橘等。还可以食用一些有利于祛寒滋补的食物，如羊肉、鸡肉等。为了预防上火，应少吃辛辣、油腻的食物，如辣椒、花椒、油条等。

食方组成：益智仁、丁香、肉桂、肉苁蓉、龙眼肉、山药、芡实、枸杞、桑葚。

功效：滋补心肾，安神固涩。

注意事项：外感表证者不在此调理范围。

大雪

大雪是二十四节气的第二十一个节气，也是冬季的第三个节气。

大雪节气标志着仲冬时节的正式开始。天气变得更冷，降雪的概率也比小雪时更大，气温显著下降，天气会变得寒冷和干燥。大雪时节，白昼的时间比较短，夜间时间较长，人体的阳气逐渐收敛，代谢减缓，免疫力也相对降低。因此，要注意加强保暖措施，尤其是头部、手部和脚部的保暖。出门时可以戴上帽子、手套和围巾，穿厚袜子和保暖鞋，以避免身体受到寒冷的侵袭。

注意保证充足的睡眠时间，早睡晚起有助养精蓄锐，增强身体的免疫力。

俗话说"三九好进补，开春好打虎"，身体虚弱的人要抓住这个进补的大好时机。饮食宜增苦减咸，滋养心气。

> 食方组成：益智仁、丁香、龙眼肉、山药、芡实、枸杞、桑葚、阿胶、大枣。
> 功效：滋补心肾，安神固涩。
> 注意事项：外感表证者不在此调理范围。

冬至

冬至是二十四节气的第二十二个节气，也是冬季的第四个节气。冬至这天，太阳虽低，白昼虽短，但是在气象上，冬至的温度并不是最低。因为地表尚有"积热"，所以冬至之前通常不会很冷，真正的严寒是在冬至之后，民间由此开始"数九"计算寒天。

冬至是太阳回返的始点，自冬至起太阳高度回升，冬至标示太阳光直射运动进入新的循环，白昼逐日增长，古人也把冬至看作"大吉之日"。人体阳气也随天地之阳气开始初生，保护初生的阳气是养生的要点，所以冬至是一个很重要的养生节气。

冬至时节气温较低，要注意保暖，特别是头部、脚部和背部。可以选择厚袜、棉鞋、帽子、围巾等保暖的衣物。每晚睡前可以通过泡脚、热敷等方式来驱寒。

冬至节气的饮食仍以温热为主，减咸而增苦，以补养心气。多食用温性食物，如姜、葱、蒜、山楂、红枣、桂圆等，避免食用过于寒凉的食物，以免影响消化功能。适当的运动可帮助身体排出寒气，增强抵抗力，但要避免出汗过多而发生感冒。冬至前后要睡好"子午觉"，子时大睡，午时小憩，也就是每天子时（晚11时至凌晨1时）、午时（中午11时至13时）按时入睡，有助于一天中，甚至一年中阴阳之气的更替。

食方组成：益智仁、丁香、龙眼肉、山药、芡实、枸杞、桑葚、阿胶、大枣。

功效：滋补心肾，安神固涩。

注意事项：外感表证者不在此调理范围。

小寒

小寒是二十四节气的第二十三个节气，也是冬季的第五个节气。冷气积久而寒，小寒节气的特点就是寒冷，但是却还没有冷到极致，后面还有大寒节气。

小寒节气养生仍旧要遵循"秋冬养阴，无扰乎阳"的原则，寒为阴邪，易伤人体阳气。"寒性凝滞，寒性收引"，天气寒冷的时候，像关节痛、颈椎病、心脑血管疾病等都比较容易发病，所以一定要注意保暖。除此以外，还应该养肾防寒，要补血，补气，补阴，补阳。合理地把食补、药补相结合，以增强身体的抵抗力，避免寒冷带来的不适。

食方组成：益智仁、丁香、肉桂、生姜、黄芪、五指毛桃、山药、芡实、枸杞、桑葚、阿胶、大枣。

功效：补血，补气，补阴，补阳。

注意事项：外感表证者不在此调理范围。

大寒

大寒是二十四节气的最后一个节气，是一年中最冷的时候，也是万物蛰藏的时候。既然最冷的时候都来了，那离春天还会远吗？大寒，也标志着冬季的结束和新一年的开始。

在大寒节气，养生是非常重要的，因为寒冷的天气会对身体造成一定的影响，如不加以防护，身体很容易受损。大寒时节一定注意保暖，适当运动可以帮助身体产生热量，增强身体免疫力。但大寒时节气温较低，建议选择室内运动，运动时也要注意保暖，避免感冒。

大寒时节白天短夜晚长，建议早睡晚起，保证充足的睡眠时间。晚上泡热水澡可放松身体，早睡有助于养阴。

食方组成：益智仁、丁香、肉桂、生姜、黄芪、五指毛桃、山药、芡实、枸杞、桑葚、阿胶、大枣。

功效：补血，补气，补阴，补阳。

注意事项：外感表证者不在此调理范围。